LE TRAITÉ DES HUILES ESSENTIELLES

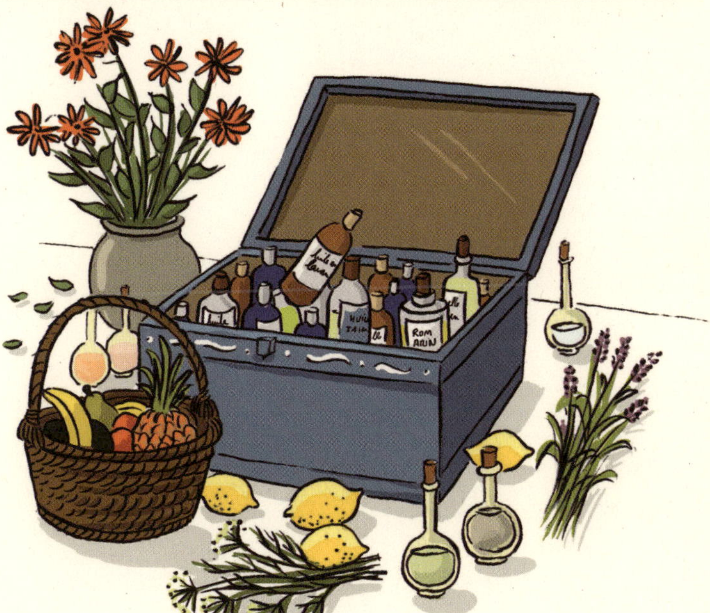

EDITIONS ESI

LE TRAITÉ DES HUILES ESSENTIELLES

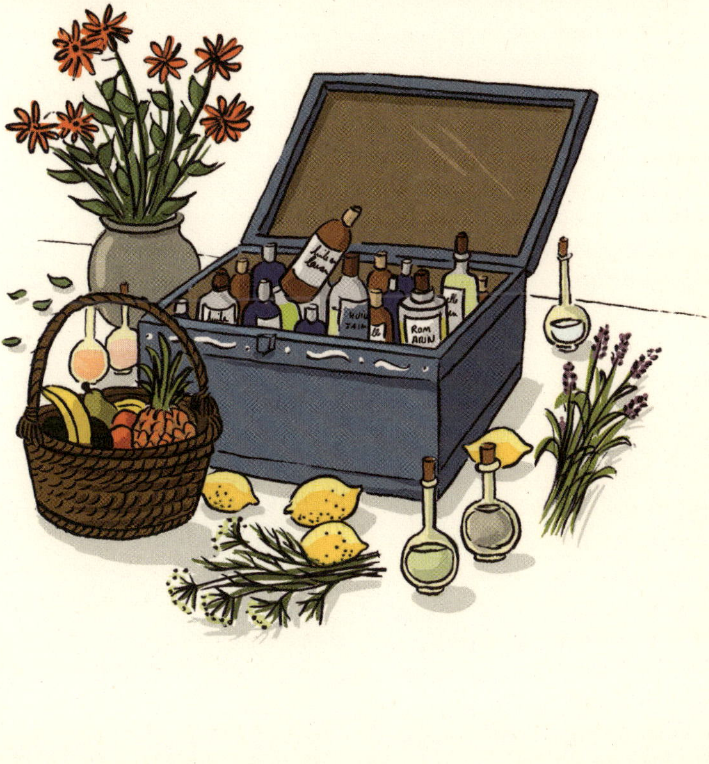

AVERTISSEMENT

Les huiles essentielles sont des produits très actifs et très concentrés dont les propriétés ne sont pas superposables à celles de la plante dont ils sont extraits, et qui peuvent être à l'origine d'effets indésirables graves. Leur utilisation réclame donc une grande prudence. Il est toujours préférable de demander conseil à un professionnel de santé avant de se lancer dans l'utilisation des huiles essentielles. Mais avant tout, il est impératif de connaître et de respecter certaines précautions.

1. Respectez la posologie et le mode d'administration

Les huiles essentielles sont généralement vendues en flacon de 5, 10 ou 15 ml et s'utilisent goutte par goutte. Il est donc important de se fier aux posologies indiquées. Ne les multipliez pas par deux sous prétexte que cela sera plus efficace : une goutte, c'est une goutte, pas deux. N'utilisez pas n'importe comment une huile essentielle que vous ne connaissez pas. Respectez scrupuleusement les voies d'absorption indiquées.

2. Privilégiez la qualité des huiles essentielles utilisées

Toutes les huiles essentielles ne se valent pas. Il est indispensable de bien faire la différence entre les huiles essentielles utilisées dans l'industrie de la parfumerie et de la cosmétique, et celles destinées à un usage thérapeutique. Les huiles essentielles « médicales » doivent impérativement être de très bonne qualité. Pour en être sûr, fiez-vous d'abord à l'étiquette, qui doit préciser des informations importantes : la mention « huile essentielle » (et non les expressions telles que « à base d'huile essentielle ») ; la mention « 100 % pure et naturelle », qui garantit qu'elle n'a pas été diluée ou rectifiée ; les abréviations « HEBBD » (Huile essentielle botaniquement et biochimiquement définie), « HEPCT » (Huile essentielle pure certifiée totale) ou « HECT » (Huile essentielle chémotypée).

Achetez-les de préférence dans les pharmacies et parapharmacies, les magasins de produits naturels ou sur des sites Internet bien connus.

3. Ne remplacez jamais une huile essentielle par une autre

Chaque huile essentielle a une composition particulière, et donc des bienfaits et un mode d'utilisation spécifiques. L'huile essentielle d'orange douce n'aura pas les mêmes propriétés que l'huile essentielle d'oranger amer. Idem pour l'huile essentielle de lavande officinale et celle de lavande aspic, malgré des appellations proches. Vérifiez toujours qu'il s'agit de la bonne huile avant de l'utiliser.

4. Diluez l'huile essentielle avant de l'appliquer sur la peau

En cas d'application cutanée, il faut toujours diluer l'huile essentielle dans de l'huile végétale, une base neutre, du gel douche, ou encore du shampooing car elle peut se révéler irritante au contact direct avec la peau. Ceci est valable aussi bien pour les massages que pour l'emploi dans le bain. Dans des cas très précis, certaines huiles peuvent être appliquées pures, en faible quantité (une goutte ou deux) et sur une petite surface (poignet, tempe…). Veillez à respecter les posologies spécifiques de chaque huile essentielle.

Les sujets présentant un terrain allergique doivent faire preuve d'une grande prudence. Avant toute application, procédez à un test de tolérance : déposez deux gouttes d'huile essentielle diluée dans le pli du coude ou à l'intérieur de votre poignet et constatez toute réaction au bout de 24 heures.

5. Diluez l'huile essentielle avant de l'absorber par voie orale

N'oubliez pas que les huiles essentielles ne se mélangent pas dans l'eau mais toujours dans un support huileux. Ne les mettez pas directement dans votre tisane car elles resteraient collées aux parois de la tasse. Dans les cas où vous absorbez l'huile essentielle par voie orale, il faut toujours la déposer sur un support : sucre, comprimé neutre, miel…

6. Respectez les précautions particulières liées à certaines huiles essentielles

En plus des précautions générales, certaines huiles demandent une prudence accrue. Ainsi, toutes les huiles essentielles d'agrumes sont photosensibilisantes : si l'on s'expose au soleil après application, des taches brunes indélébiles apparaissent sur la peau. Évitez leur application avant toute exposition au soleil. D'autres, telles que les huiles essentielles de menthe, de clou de girofle, de niaouli ou de thym à thymol, sont dermocaustiques (très irritantes pour la peau) et doivent impérativement être diluées dans des huiles végétales.

7. Évitez le contact avec les yeux et les muqueuses

Les huiles essentielles peuvent se révéler irritantes. De manière générale, n'appliquez jamais d'huile essentielle pure sur les yeux, les oreilles et les muqueuses (nez, vagin…). Dans des cas très précis, l'application sur les muqueuses pourra être recommandée. Fiez-vous toujours aux indications données par votre médecin ou un spécialiste.

8. Adoptez les bons gestes en cas d'« accident »

En cas de projection accidentelle dans les yeux, ou si vous avez renversé le flacon sur votre peau, essuyez l'excédent avec un morceau de coton imbibé d'huile d'amande douce. En cas de besoin, consultez un médecin. En cas d'ingestion d'une grande quantité d'huile essentielle, contactez immédiatement le centre antipoison le plus proche de chez vous ou le SAMU (15).

9. Soyez prudent avec les femmes enceintes, allaitantes et les enfants

Certaines huiles essentielles sont strictement interdites pendant les trois premiers mois de grossesse, d'autres pendant toute cette période. Idem pour les bébés et les jeunes enfants.

10. Attention à la conservation des huiles essentielles

Il est important de bien conserver les huiles essentielles, de les protéger de la lumière, de la chaleur, de l'air (les huiles essentielles sont volatiles et le processus d'oxydation augmente la possibilité d'irriter la peau lors de leur utilisation), de l'humidité et des écarts de température. Conservez-les toujours en position verticale, dans un lieu sec, frais et à l'abri de la lumière. Évitez de laisser les flacons débouchés trop longtemps.

11. Arrêtez le traitement si vous n'obtenez pas de résultats rapides

Les huiles essentielles sont efficaces rapidement. Si vous n'en ressentez pas les bienfaits, ne vous acharnez pas. L'huile essentielle – ou son mode d'administration – ne vous convient peut-être pas. Dans ce cas, parlez-en à votre médecin ou à un naturopathe/aromatologue. De manière générale, sachez que les huiles essentielles sont des aides aux traitements classiques ; on les utilisera donc davantage pour soulager les petits maux du quotidien. En cas de maladie grave, elles peuvent apporter un soulagement complémentaire au traitement, mais en aucun cas le remplacer.

12. Au moindre doute, consultez

Vous vous posez une question sur l'emploi de telle ou telle huile essentielle ? N'hésitez pas à consulter un spécialiste. Les médecins et pharmaciens spécialisés en aromatologie existent, et ils sont là pour vous orienter.

Leurs différents modes d'utilisation

Les huiles essentielles peuvent être utilisées en massage, en diffusion, dans le bain… On peut aussi les respirer, les appliquer sur la peau ou les avaler. Attention : toujours en respectant à la lettre les dosages et les modes d'emploi !

La diffusion

C'est l'utilisation la plus courante et la plus facile des huiles essentielles. Pour cela, on se sert de préférence d'un diffuseur électrique et non d'un brûle-parfum qui, lui, brûle les huiles… et leurs bienfaits avec. Il suffit de verser une dizaine de gouttes dans le diffuseur et de le mettre en marche : en 5 minutes, la pièce est parfumée ! C'est idéal pour assainir l'air intérieur de nos maisons mais aussi pour profiter des vertus déstressantes des huiles essentielles, comme celle d'orange douce. On peut également en déposer 3 ou 4 gouttes sur un galet pour parfumer une armoire par exemple.

L'inhalation

Certaines huiles essentielles ont juste besoin d'être respirées pour être efficaces. C'est le cas par exemple de l'HE de menthe poivrée quand on a une migraine, ou l'HE de niaouli quand on a le nez bouché. On peut soit les respirer directement au flacon, pendant quelques secondes, soit en poser 1 goutte sur son poignet et le humer à tout moment de la journée. Certaines huiles essentielles s'utilisent également en inhalation humide : on en verse quelques gouttes dans un bol d'eau chaude, et on respire les vapeurs parfumées. Très efficace en cas de rhume ou de sinusite par exemple, avec l'HE d'eucalyptus radié.

Dans le bain

Pour profiter de leurs vertus relaxantes, rien de tel qu'un bon bain chaud dans lequel on aura versé un mélange d'huile végétale et d'huile essentielle. Comptez 8 à 10 gouttes maxi d'huile essentielle à diluer obligatoirement dans une cuillère à soupe d'huile végétale. On plonge dans le bain pendant une dizaine de minutes et on profite de cette parenthèse parfumée. À conseiller aux personnes stressées, anxieuses, déprimées ou ayant des problèmes de sommeil. Les meilleures huiles essentielles pour le bain : la lavande vraie, l'orange douce ou encore la marjolaine

Les massages

Dans ce cas également, l'huile essentielle doit être diluée dans une huile végétale avant d'être appliquée sur la peau : comptez 3 à 4 gouttes d'HE dans une cuillère à soupe d'huile végétale. Attention toutefois, toutes les huiles essentielles ne sont pas faites pour cet usage, renseignez-vous bien. Les indications sont nombreuses : mauvaise circulation sanguine, jambes lourdes, douleurs musculaires, rhumatismes, pieds fatigués, cellulite, nervosité… Mais on peut aussi se faire masser juste pour le plaisir. Pour une soirée en amoureux, essayez par exemple le massage à l'HE d'ylang-ylang : on lui prête des vertus aphrodisiaques !

L'application sur la peau

Dans des cas bien précis, l'huile essentielle peut être appliquée pure sur la peau, à raison de 1 ou 2 gouttes maxi sur une petite zone bien délimitée. Exemple : 1 goutte d'HE de menthe poivrée sur les tempes quand on a une

migraine ou 1 goutte d'HE de tea-tree sur un aphte… Mais il faut garder en tête que, de manière générale, les huiles essentielles s'appliquent toujours diluées, dans un corps gras de préférence : huile végétale, base pour le bain, Disper (produit spécialement conçu pour cet usage)…
À retenir : les HE ne sont pas hydrosolubles, vous ne pouvez donc pas les « diluer » dans l'eau !

La voie interne

Certaines huiles essentielles peuvent être absorbées par voie orale, pour des indications précises : problème de digestion, trouble du sommeil, stress, grippe, infection urinaire… Elles ne doivent pas être avalées pures (sauf exceptions). La méthode : on dépose 1 ou 2 gouttes d'HE sur un petit morceau de sucre ou, mieux, sur un comprimé neutre (en vente en pharmacie) et on le laisse fondre dans la bouche. On peut également diluer la goutte d'HE dans une cuillerée de miel ou d'huile végétale. Suivez à la lettre les dosages et les indications : certaines huiles essentielles ne doivent jamais être avalées. N'hésitez pas à en parler avec votre médecin ou à demander conseil à un spécialiste : naturopathe, aromathérapeute ou pharmacien. Ce dernier peut également vous préparer des gélules à base d'huiles essentielles pour des traitements précis.

Comment les conserver ?

Les huiles essentielles peuvent se conserver plusieurs années, à condition de les entreposer dans un endroit frais et sec, à l'abri de la lumière. Veillez à les mettre hors de portée des enfants, dans une boîte en haut d'une armoire fermée à clé par exemple. Après utilisation, pensez à bien reboucher le flacon car les huiles essentielles s'évaporent.

Petites leçons de massage

Les massages sont l'une des principales indications des huiles essentielles. Se relaxer, récupérer après le sport, soigner des petits troubles respiratoires ou intestinaux, stimuler la circulation sanguine, se revigorer… autant de bonnes raisons de se masser ou de se faire masser !

Les meilleures huiles essentielles pour les massages

Selon les effets recherchés, choisissez votre huile de massage !

• Pour un massage relaxant : utilisez l'huile essentielle de camomille (romaine ou allemande), de néroli ou de verveine.

• Pour un massage décontractant (après le sport par exemple) : préférez l'huile essentielle de gaulthérie couchée. À associer à l'huile essentielle d'arnica, pour renforcer ses effets.

• Pour un massage revigorant et destressant : misez sur l'huile essentielle de sarriette des montagnes.

• Pour un massage sensuel : découvrez les bienfaits envoûtants de l'ylang-ylang…

• Pour un massage spécial circulation : profitez de l'efficacité des bienfaits décongestionnants et de la fraîcheur de l'huile essentielle de cyprès. Idéal contre les jambes lourdes par exemple.

Petit rappel : les huiles essentielles s'utilisent diluées dans une huile végétale. Pour éviter l'effet « gras », utilisez des huiles « sèches » comme celle de noisette ou de pépins de raisin. La bonne dose : comptez entre 1 et 6 gouttes (cela dépend des huiles essentielles !) dans 1 cuillère à soupe d'huile végétale.

Les différentes techniques de massage

Découvrez les bons gestes à adopter selon les parties du corps. Vous pouvez pratiquer ces massages sur vous-même (dans des zones accessibles évidemment) ou sur une autre personne. Quelques minutes seulement suffisent pour profiter pleinement de ses bienfaits.

• Le massage des mains (en cas, par exemple, de manque de concentration) : déposez votre mélange huile essentielle + huile végétale au creux de votre main. Frottez vos paumes puis massez chacun de vos doigts en les étirant légèrement. Répétez l'opération plusieurs fois sur vos deux mains. Finissez par un petit massage des poignets.

• Le massage des pieds (pour se détendre) : déposez votre mélange huile essentielle + huile végétale au creux de votre main puis frottez vos paumes afin de réchauffer la préparation. Massez légèrement chacun de vos orteils, en les étirant légèrement, puis appuyez doucement sur la plante des pieds à l'aide de vos pouces. Insistez sur les zones douloureuses : c'est là que se concentrent les tensions. Faites de même avec l'autre pied. Terminez en massant vos chevilles.

• Le massage des jambes (parfait en cas de jambes lourdes, de problèmes de circulation…) : déposez votre mélange huile essentielle + huile végétale au creux de votre main puis frottez vos paumes afin de réchauffer la préparation. Commencez par masser votre cheville, puis remontez lentement le long du mollet, jusqu'au genou, et enfin jusqu'à la cuisse. Répétez la même opération sur l'autre jambe.

• Le massage du ventre (en cas de ballonnements, de problèmes de digestion…) : réchauffez votre huile de massage entre vos mains puis massez votre ventre, paume à plat, en tournant dans le sens des aiguilles d'une montre. À faire pendant 2 à 3 minutes minimum pour que cela soit efficace.

• Le massage du dos : il se pratique évidemment sur une autre personne, pas sur soi-même. Différentes techniques sont employées : pétrissages, pressions glissées, pressions appuyées, tapotements, étirements…

Les techniques spécifiques

• Le palper-rouler est réservé aux massages anti-cellulite. Le principe de cette technique est de pincer la peau entre le pouce et l'index et de la faire rouler entre ses doigts afin de déloger les amas graisseux. À pratiquer pendant plusieurs minutes et de façon très régulière (matin et soir par exemple) pour plus d'efficacité.

• La percussion est utilisée en fin de massage, pour réveiller et revigorer l'organisme. Il s'agit de tapoter la zone massée avec le tranchant de la main, de façon rapide et rythmée.

Les huiles indispensables

Huile essentielle d'angélique

Angelica archangelica

Ses atouts

• Cette huile essentielle a un effet calmant qui est utile en cas de stress, d'anxiété ou de douleur (migraine, rage de dents…).

• Elle ouvre l'appétit : elle peut donc être conseillée aux personnes âgées ou déprimées. Elle aide également à la digestion (en cas de ballonnements, de flatulences…).

• C'est l'alliée des peaux sèches qu'elle adoucit, apaise et tonifie à la fois.

• Elle a des vertus détoxinantes : elle aide à éliminer les toxines accumulées dans l'organisme et à purifier le sang.

• Décongestionnante, elle est également utile en cas de rhume, bronchite, grippe…

Applications pratiques

Vous avez la peau sèche ? Ajoutez 1 goutte d'HE d'angélique dans votre dose habituelle de crème de jour et appliquez sur la peau en évitant le contour des yeux. Attention, ne vous exposez pas au soleil dans les 2 heures qui suivent car cette huile essentielle est photosensibilisante.

En cas de stress ou d'anxiété : diluez 2 gouttes d'HE d'angélique dans 1 cuillère à soupe d'huile de noisette et massez le plexus solaire. Vous pouvez aussi en diluer 3 à 4 gouttes dans une base pour le bain.

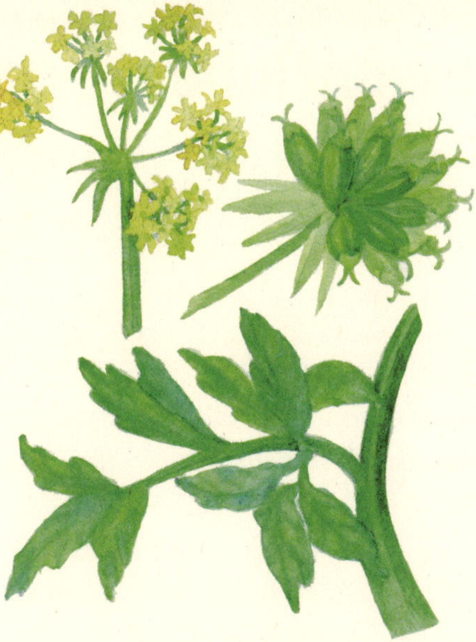

En cas d'insomnie : déposez 1 goutte d'HE d'angélique sur un mouchoir et respirez-le. Autre solution : versez 1 goutte sur votre oreiller avant d'aller vous coucher.

Remarque

Cette huile essentielle est déconseillée pendant la grossesse, l'allaitement et chez les jeunes enfants. Prudence aussi chez les personnes sujettes aux saignements car elle a un effet anticoagulant.

Huile essentielle de badiane (ou anis étoilé)

Illicium verum

Ses atouts

• Antispasmodique et expectorante, elle est recommandée en cas d'affection respiratoire (bronchite, sinusite, rhume...).

• Elle est également efficace en cas de problèmes digestifs et intestinaux (ballonnements, constipation...).

• Grâce à son action réchauffante, elle soulage les rhumatismes et le lumbago.

Applications pratiques

En cas d'affection respiratoire, utilisez l'huile essentielle de badiane en inhalation humide. Pour cela, diluez 3 gouttes d'HE de badiane dans un bol d'eau chaude et respirez les vapeurs qui se dégagent pendant 5 minutes. Pour plus d'efficacité, couvrez-vous la tête avec une serviette éponge.

Problème de ballonnements ou de constipation ? Versez 2 à 3 gouttes d'HE de badiane sur une compresse que vous aurez préalablement trempée dans de l'eau chaude. Allongez-vous et posez la compresse sur votre ventre. Laissez en place une dizaine de minutes.

En cas de rhumatismes ou de mal de dos : diluez 1 goutte d'huile essentielle de badiane dans 10 ml d'huile végétale et utilisez un peu de cette préparation pour masser la zone concernée.

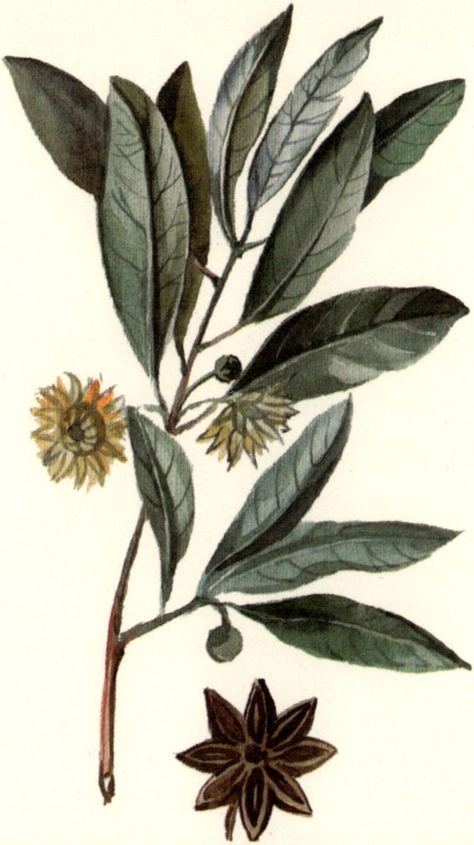

Remarque

Cette huile essentielle ne doit pas être utilisée pendant la grossesse, l'allaitement et chez les enfants. Elle ne doit pas non plus être utilisée en massage sur tout le corps. Attention : à trop forte dose, elle peut devenir toxique. Respectez donc bien les dosages et ne l'utilisez pas sur une période prolongée (3 à 4 jours au maximum).

Huile essentielle de basilic sacré (ou basilic tulsi)

Ocimum sanctum

Ses atouts

• Cette huile essentielle est très prisée pour aider à réguler les taux de triglycéride, de cholestérol et de sucre dans le sang.

• Elle est une excellente alliée du système immunitaire qu'elle renforce à long terme. Antivirale, antifongique, antiparasitaire et antibactérienne, elle aide à lutter contre les infections de toutes origines, elle diminue l'acné, elle permet d'assainir l'atmosphère, de désinfecter les surfaces…

• Elle calme les douleurs musculaires ou articulaires en cas de crampe, de rhumatismes…

• Tonifiante, elle est indiquée en cas de fatigue, de perte de confiance en soi…

• Grâce à sa richesse en antioxydants, c'est aussi un excellent anti-âge.

Applications pratiques

Peau mature, peau terne ou fatiguée ? Ajoutez 1 goutte d'HE de basilic sacré dans votre dose habituelle de crème de jour et appliquez sur la peau en évitant le contour des yeux.

En cas d'hypercholestérolémie, déposez 1 goutte d'HE de basilic sacré sur 1 comprimé neutre et avalez après le repas.

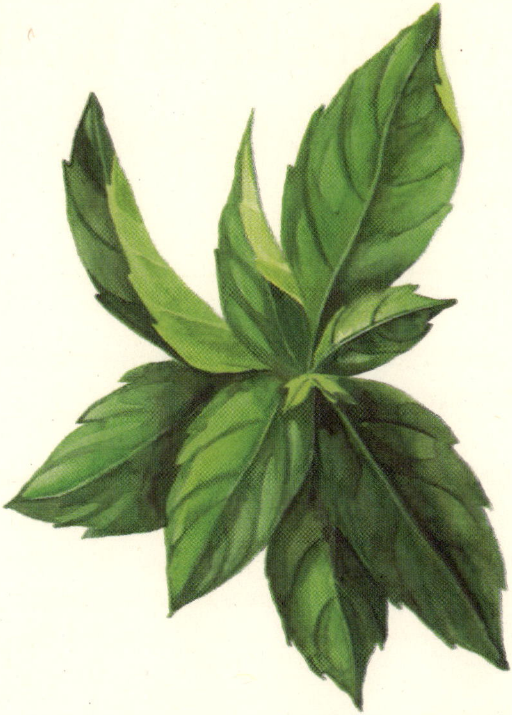

Stress, nervosité, fatigue ? Ouvrez le flacon d'HE de basilic sacré et prenez plusieurs grandes inspirations en fermant les yeux.

Remarque

Cette variété de basilic, sacrée en Inde, est très prisée en médecine ayurvédique. Elle stimule la foi et la clarté intellectuelle. Son nom, tulsi, veut dire « incomparable ». Cette huile essentielle peut irriter les peaux sensibles. Dans ce cas, utilisez-la toujours suffisamment diluée.

Huile essentielle de basilic tropical (ou exotique)

Ocimum basilicum

Ses atouts

• Elle apaise les troubles digestifs : nausées, flatulences, ballonnements… mais aussi mal des transports, aérophagie.

• C'est un excellent antispasmodique, à utiliser en cas de crampes musculaires ou digestives (hoquet).

• Sur le système nerveux, elle a des vertus à la fois tonifiantes, stimulantes et apaisantes. À recommander en cas de stress ou de surmenage.

• Antidouleur, elle calme les maux de tête.

Applications pratiques

Après un repas copieux : versez 1 goutte d'HE de basilic dans un peu d'eau et faites un gargarisme. Haleine fraîche et digestion plus facile assurées ! En cas de nausée : déposez 1 goutte d'HE de basilic sur un sucre ou un comprimé neutre et laissez fondre dans la bouche.

Problème de digestion ? Diluez 1 goutte d'HE de basilic dans 1 cuillère à café d'huile végétale (amande douce, par exemple). Massez le plexus solaire et le ventre. En cas de nausée en voiture : ouvrez le flacon d'HE de basilic et respirez !

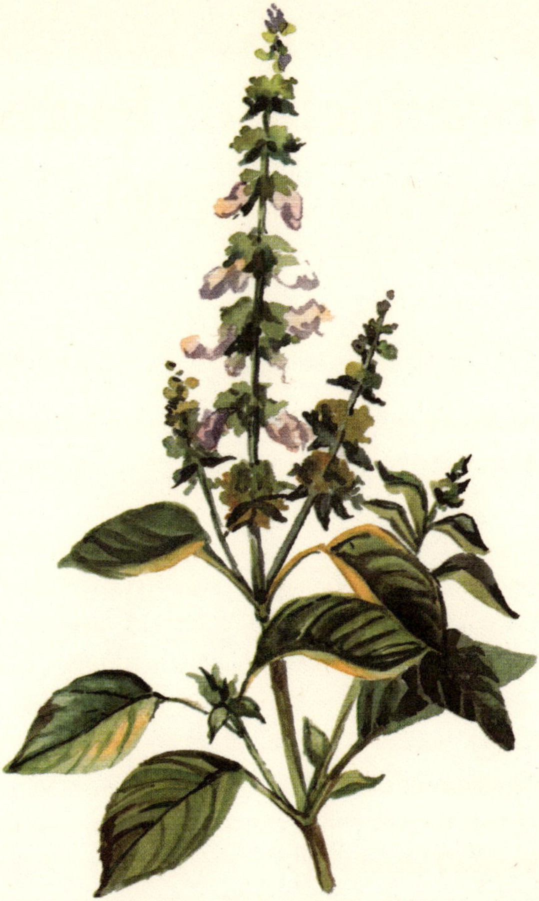

Manque de concentration ? Diffusez quelques gouttes d'HE de basilic dans la pièce. Pour calmer les crampes ou un mal de tête, prenez un bain dans lequel vous aurez versé le mélange suivant : 4 gouttes d'HE de basilic + 1 cuillère à soupe d'huile d'amande douce.

Remarque

Elle peut se révéler irritante pour la peau. En cas d'application cutanée, utilisez-la toujours diluée.

Huile essentielle de baume de Tolu

Myroxylon balsamum

Ses atouts

• Cette huile essentielle est l'alliée des peaux sèches et irritées : elle apaise l'eczéma, les gerçures, les crevasses… On peut également l'utiliser pour les petites plaies.

• On la trouve également dans de nombreux remèdes contre la toux car elle possède des vertus expectorantes. En inhalation, elle aide à dégager les bronches.

• Sa délicate odeur de vanille et de cannelle est très prisée dans l'industrie cosmétique. On la retrouve notamment dans certains parfums. Elle est également très efficace comme déodorant corporel ou comme désodorisant dans la maison.

• Elle a également des propriétés relaxantes et apaisantes qui sont utiles pour favoriser la méditation.

Applications pratiques

Vous avez la peau sèche ? Ajoutez 1 goutte d'HE de baume de Tolu dans votre dose habituelle de crème de jour. Appliquez sur le visage en massant légèrement et en évitant le contour des yeux.

En cas d'eczéma, de peau irritée, de petite plaie… : diluez 3 à 4 gouttes d'HE de baume de Tolu dans 1 cuillère à soupe d'huile d'argan ou d'huile d'amande douce et appliquez sur la peau.

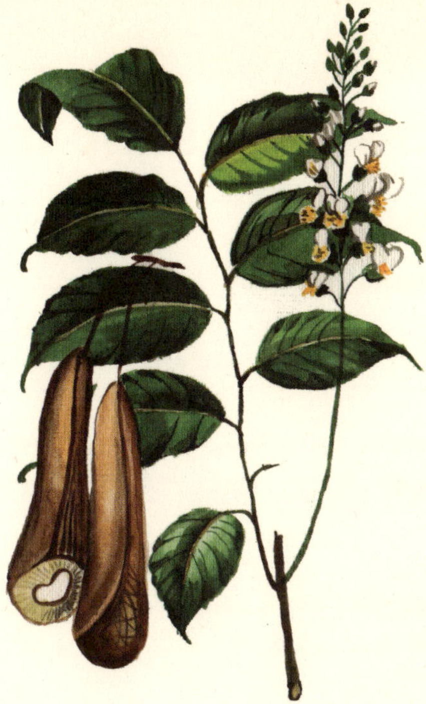

En cas de toux : diluez 4 à 5 gouttes d'HE de baume de Tolu dans un bol d'eau chaude, posez une serviette sur votre tête et respirez les vapeurs pendant quelques minutes.
Pour désodoriser et assainir l'air : utilisez-la en diffusion, seule ou associée avec quelques gouttes d'HE de patchouli par exemple.

Remarque

Il ne s'agit pas à proprement parler d'une huile essentielle mais d'une absolue qui est extraite de la résine d'un sapin originaire d'Amérique du Sud. Cette huile essentielle peut être allergisante : testez-la sur un petit carré de peau (vous l'aurez préalablement diluée dans un peu d'huile végétale) avant utilisation. Attention, son utilisation prolongée est déconseillée.

Huile essentielle de baume du Pérou

Myroxylon balsamum var. pereirae

Ses atouts

• Cette huile essentielle aux propriétés anti-inflammatoires et bactéricides est utile pour apaiser certains petits problèmes de peau : eczéma, irritations, gerçures…

• On l'emploie également pour soulager les douleurs musculaires et en cas de rhumatismes ou de crampes.

• Elle est préconisée dans les cas d'affections respiratoires : toux, bronchite, rhume…

• À la fois tonifiante et relaxante, elle stimule l'activité cardiaque et aide à lutter contre le stress.

• Elle apporte également une note vanillée aux cosmétiques maison (crèmes, savons…).

Applications pratiques

En cas d'affection respiratoire : diluez 4 à 5 gouttes d'HE de baume du Pérou dans un bol d'eau chaude, posez une serviette sur votre tête et respirez les vapeurs. Vous pouvez également l'utiliser en massage sur la poitrine : pour cela, diluez-en 2 gouttes dans 1 cuillère à soupe d'huile végétale.

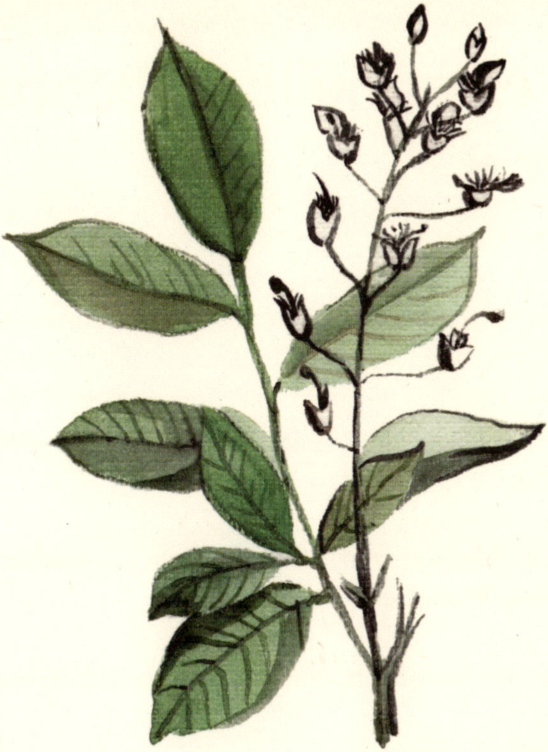

Pour soulager les crampes ou les rhumatismes, ou en cas de petit problème cutané, diluez 2 gouttes d'HE de baume du Pérou dans 1 cuillère à soupe d'huile végétale et appliquez sur la zone concernée en légers massages.

Remarque

Le baumier du Pérou est un proche cousin du baumier de Tolu (d'où leur nom latin très proche). Comme l'huile essentielle de baume de Tolu, il s'agit d'une absolue et non d'une huile essentielle à proprement parler.

Cette huile essentielle est dermocaustique : utilisez-la toujours diluée et prudence avec les peaux sensibles. Elle peut aussi déclencher des allergies.

Huile essentielle de benjoin

Styrax tonkinensis

Ses atouts

• Grâce à ses vertus adoucissantes et hydratantes, elle calme les petites irritations de la peau : eczéma, psoriasis, engelures, cicatrices, acné, plaies…

• Elle aide également à éliminer les bactéries et les champignons responsables des infections cutanées (mycoses…).

• Grâce à son effet réchauffant, elle permet de soulager les rhumatismes, l'arthrite, la goutte, les problèmes de circulation…

• Réconfortante, elle aide à combattre les idées noires et l'anxiété.

Applications pratiques

En cas d'eczéma : diluez 2 à 3 gouttes d'HE de benjoin dans 4 gouttes d'huile végétale de rose musquée ou d'huile d'amande douce et appliquez en léger massage sur la zone concernée.

Égratignure, blessure, petite plaie ? Utilisez-la de la même façon.

En cas de rhumatismes, diluez 3 à 4 gouttes d'HE de benjoin dans 1 cuillère à soupe d'huile végétale (d'amande douce, de pépins de raisin…) et appliquez en massage.

Petit coup de blues ? Ouvrez le flacon d'HE de benjoin et prenez trois à quatre grandes inspirations en fermant les yeux et en faisant le vide dans votre esprit.

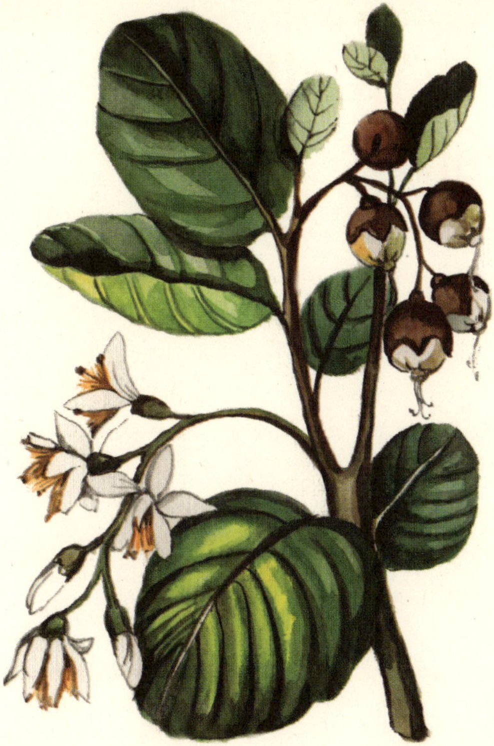

Remarque

Il ne s'agit pas à proprement parler d'une huile essentielle mais d'un absolue : c'est le résultat de la dilution dans de l'alcool de la résine de benjoin qui est récoltée sur un arbre (Styrax tonkinensis).

Attention, cette huile essentielle ne doit pas être utilisée pendant la grossesse et chez les enfants.

Elle s'utilise uniquement en externe : ne pas l'ingérer.

Huile essentielle de bergamote

Citrus aurantium ssp. bergamia

Ses atouts

• Comme les autres huiles essentielles d'agrumes, l'HE de bergamote est fraîche et tonifiante. Mais sans ce petit côté acide qui peut parfois rendre les autres un peu agressives…

• Antibactérienne et purifiante, c'est une alliée des peaux et des cheveux gras.

• Raffermissante, elle permet de lutter contre le relâchement cutané, la peau d'orange…

• Comme l'huile essentielle de pamplemousse, elle est à la fois tonique (à faible dose) et calmante (à haute dose).

Applications pratiques

Si vous avez la peau grasse : versez 4 à 5 gouttes d'HE de bergamote dans un bol d'eau chaude et placez votre visage au-dessus du bol pendant 3 à 4 minutes. En prime, vous retrouverez le moral !
Cheveux gras ? Ajoutez 1 goutte d'HE de bergamote dans votre dose de shampooing.
En cas de vergetures ou de peau d'orange, massez-vous le ventre, les hanches et les fesses avec ce mélange : 1 cuillère à soupe d'huile de jojoba + 2 gouttes d'HE de bergamote + 2 gouttes d'HE de pamplemousse.

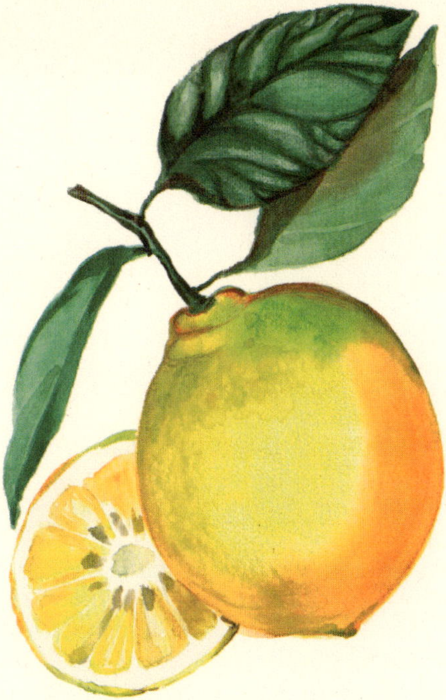

Pour avoir une haleine fraîche : après vous être lavé les dents, faites un bain de bouche avec 1 goutte d'HE de bergamote diluée dans un verre d'eau tiède. N'avalez pas.

Odeur de renfermé ? Diffusez quelques gouttes d'HE de bergamote. Ou ajoutez-en 4 à 5 gouttes dans le produit de lavage de vos sols.

Remarque

Comme toutes les huiles essentielles d'agrumes, l'HE de bergamote est photosensibilisante : à ne pas appliquer avant d'aller au soleil ! Elle peut également se révéler irritante pour la peau : testez-en une goutte dans le creux du coude.

Huile essentielle de bois de rose

Aniba rosaeodora

Ses atouts

• Elle est très utile pour lutter contre les problèmes de peau : acné, eczéma, vergetures, peau sèche…

• Elle a un effet anti-âge notable. Elle diminue les rides et illumine le teint.

• Anti-déprime, elle calme les angoisses, aide à chasser les idées noires et détend les personnes anxieuses. Elle est idéale, par exemple, avant un examen ou un entretien.

• Elle réveille les ardeurs sexuelles !

Applications pratiques

Pour lutter contre les signes de l'âge (rides, ridules…) : ajoutez 2 gouttes d'HE de bois de rose dans votre crème de jour. Évitez le contour des yeux.
Sur les boutons d'acné : tapotez un peu d'HE de bois de rose pure, le soir avant le coucher, sur une peau propre et sèche.
Contre les vergetures : diluez 2 gouttes d'HE de bois de rose dans 2 cuillères à soupe d'huile d'amande douce ou de macadamia et massez doucement les fesses, les hanches et le ventre. À ne pas pratiquer lors de la grossesse ou de l'allaitement.
Pour estomper les cicatrices : mélangez 5 gouttes d'HE de bois de rose dans 30 ml d'huile végétale (jojoba, amande douce…). Utilisez cette préparation

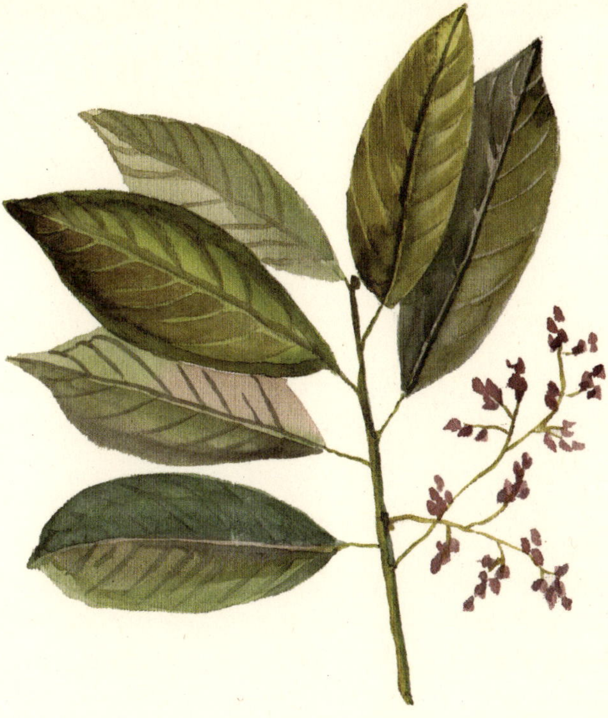

matin et soir en massant doucement les cicatrices. À ne pas faire sur les peaux abîmées.

Coup de blues ? Versez quelques gouttes d'HE de bois de rose dans votre diffuseur électrique et mettez-le en marche quelques minutes.

Remarque

Le bois de rose n'a aucun rapport avec… la rose ! Il s'agit d'un arbre originaire d'Amazonie et de Guyane, ainsi nommé car son parfum et sa couleur rappellent la rose. L'huile essentielle de bois de rose, aujourd'hui rare et chère car l'arbre est en voie de disparition, est donc bien différente de l'huile essentielle de rose. Ne confondez pas les deux !

Huile essentielle de bois de Siam

Fokienia hodginsii

Ses atouts

• C'est une huile essentielle réservée aux hommes : elle est hormon-like, c'est-à-dire qu'elle « mime » les hormones mâles. Voilà pourquoi elle ne doit pas être utilisée par les femmes !

• Elle a des vertus aphrodisiaques, mais chez les hommes uniquement ! Idéale en cas de baisse de la libido, de fatigue sexuelle ou d'impuissance.

• Elle aide aussi à décongestionner la prostate et à soulager les douleurs associées.

• Son parfum chaud et boisé est très apprécié en parfumerie et en cosmétique.

Applications pratiques

Pour un parfum 100 % naturel et 100 % masculin : déposez 1 goutte d'HE de bois de Siam au creux de votre cou ou sur votre poignet.

Messieurs, une petite baisse de libido ? Déposez 1 ou 2 gouttes d'HE de bois de Siam dans le creux de votre dos matin et soir. À renouveler pendant une semaine. Vous pouvez aussi mélanger 1 goutte d'HE de bois de Siam + 1 goutte d'HE de gingembre + 1 goutte d'HE de cannelle dans 1 cuillère à soupe d'huile végétale et déposer quelques gouttes de ce mélange dans le creux du dos.

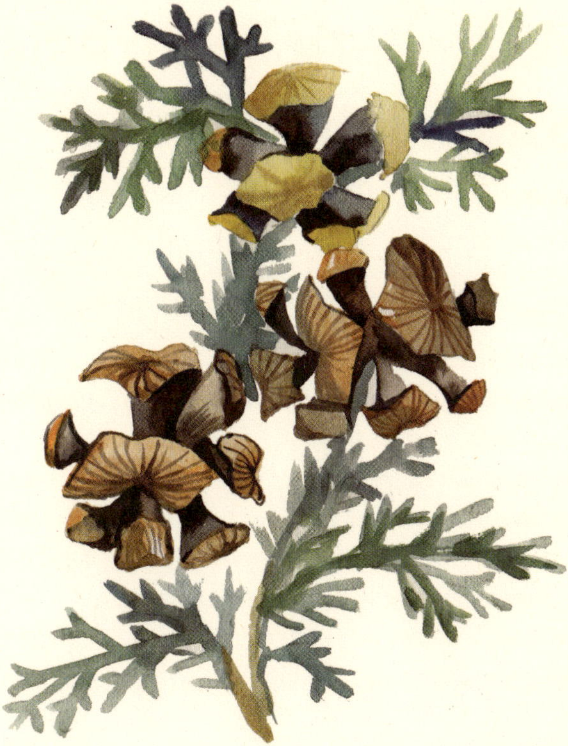

En cas de problème de prostate : diluez 2 gouttes d'HE de bois de Siam dans 10 gouttes d'huile végétale de noisette et appliquez sur le bas-ventre en légers massages.

Remarque

Cette huile essentielle ne doit pas être utilisée à la légère ! Respectez à la lettre les dosages et n'hésitez pas à demander conseil à un spécialiste ou à votre médecin avant toute utilisation.

Huile essentielle de bouleau blanc

Betula alba

Ses atouts

• Purifiante, elle aide l'organisme à éliminer les toxines. Elle est notamment conseillée pour lutter contre la cellulite, la peau d'orange, les œdèmes…

• Elle a des vertus anti-inflammatoires et antiseptiques qui sont idéales pour soulager eczéma, furoncles, psoriasis…

• Elle a également des propriétés antipelliculaires.

• On retrouve son arôme résineux et puissant dans certains parfums pour hommes.

Applications pratiques

Pour un massage anticellulite : diluez 2 gouttes d'HE de bouleau blanc dans 1 cuillère à soupe d'huile végétale de macadamia. Appliquez le soir après la douche sur une peau encore légèrement humide en insistant sur les hanches, le ventre et les fesses. Faites des mouvements de palper-rouler en pinçant la peau entre le pouce et l'index et en la faisant « rouler » entre les doigts.

En cas de pellicules : ajoutez 1 goutte d'HE de bouleau blanc dans votre dose de shampooing et massez doucement le cuir chevelu et les cheveux avant de rincer.

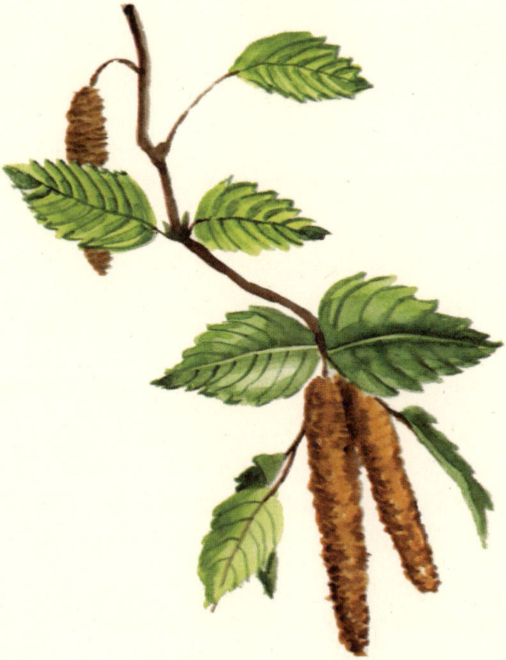

Petit problème de peau (furoncle, eczéma…) ? Diluez 1 goutte d'HE de bouleau blanc dans 2 gouttes d'huile d'olive et appliquez sur la zone concernée.

Remarque

Cette huile essentielle doit être utilisée uniquement en externe : il ne faut pas l'ingérer.
Elle est déconseillée pendant la grossesse, l'allaitement et chez les enfants.
Ne confondez pas l'huile essentielle de bouleau blanc (Betula alba) et l'huile essentielle de bouleau noir (Betula nigra) qui est beaucoup plus délicate à utiliser.

Huile essentielle de cade

Juniperus oxycedrus

Ses atouts

• Cette huile essentielle est la meilleure alliée de vos cheveux : elle embellit la chevelure, lui redonne toute sa brillance et son éclat. Elle rééquilibre aussi le cuir chevelu (notamment en cas de dermatose). Elle est également très efficace pour lutter contre les poux.

• Antiseptique et cicatrisante, elle peut s'utiliser pour désinfecter les petites plaies.

• Elle repousse les insectes et notamment les mites. Elle est donc idéale dans les armoires ou, plus généralement, pour purifier l'air ambiant.

• Elle peut également soulager les douleurs dentaires.

Applications pratiques

Cheveux ternes ? Diluez 3 gouttes d'HE de cade dans un flacon de 10 ml d'huile végétale. Appliquez un peu de cette huile sur les cheveux en masque avant le shampooing et laisser poser 30 minutes minimum.

Contre les pellicules et les poux : ajoutez 1 à 2 gouttes d'HE de cade dans votre dose de shampooing habituel et massez le cuir chevelu (attention aux yeux !). Rincez soigneusement.

Douleur dentaire ? Déposez 1 goutte d'HE de cade sur un Coton-Tige et appliquez-le sur la dent concernée.

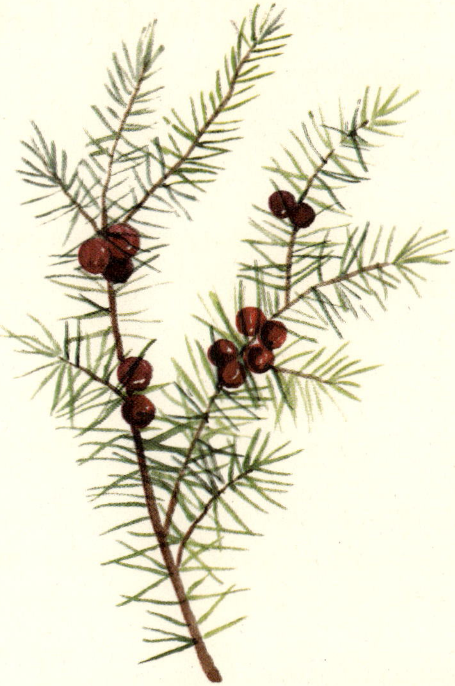

En cas de petite plaie : versez 1 à 2 gouttes d'HE de cade sur une compresse et tamponnez la zone concernée (après l'avoir nettoyée).

Dans les armoires, pour vous protéger des mites : déposez 5 gouttes d'HE de cade sur un linge ou un galet. À renouveler tous les 10 à 15 jours.

Remarque

Le cade est un arbrisseau de la famille des genévriers.

Huile essentielle de cajeput

Melaleuca leucadendra

Ses atouts

• Cette huile essentielle est un anti-infectieux puissant : elle prévient et combat différentes sortes d'infections, qu'elles soient d'origine bactérienne ou virale.

• Elle est efficace en cas de problèmes respiratoires : bronchite, asthme, pharyngite, sinusite…

• Apaisante, elle calme les douleurs : rhumatismes, courbatures, crampes musculaires et intestinales, rages de dents, douleurs menstruelles, sciatiques…

Applications pratiques

En cas de rhumatismes ou de courbatures : diluez 5 gouttes d'HE de cajeput dans 1 cuillère à soupe d'huile végétale et massez la zone concernée.

En cas de bronchite ou d'infection respiratoire, utilisez la même préparation. Appliquez en massages sur le thorax et le dos.

Sinusite, laryngite ? Faites une inhalation humide en diluant 5 gouttes d'HE de cajeput dans un bol d'eau chaude. Recouvrez votre tête d'une serviette, placez votre tête au-dessus des vapeurs et respirez.

Pour purifier l'air ambiant, utilisez l'HE de cajeput dans un diffuseur électrique. Versez 10 gouttes et mettez-le en marche 5 minutes par jour. Vous pouvez y ajouter quelques gouttes d'HE de lavande aspic.

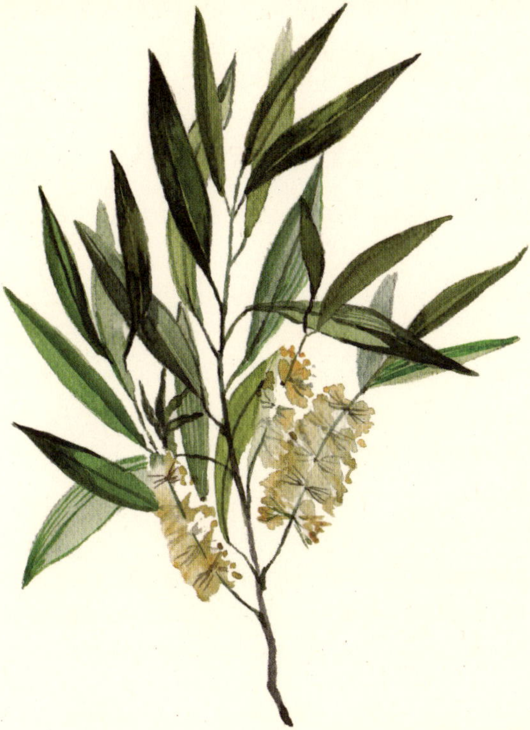

Remarque

Les vertus de cette huile essentielle sont très semblables à celles de l'huile essentielle issue de l'arbre à thé (tea-tree). C'est normal car elles sont issues de deux arbres du même genre : Melaleuca, mais l'HE de cajeput a en plus des vertus apaisantes. Attention, cette huile essentielle est déconseillée pendant toute la durée de la grossesse et de l'allaitement.

Huile essentielle de camomille noble

Chamaemelum nobile (ou Anthemis nobilis)

Ses atouts

• Comme la tisane à la camomille, elle apaise la nervosité, préparant ainsi le corps et l'esprit au sommeil. À recommander en cas de stress important, d'angoisses ou d'agitation.

• Elle calme aussi les douleurs (migraines, maux de dents ou de ventre) ainsi que les démangeaisons et les irritations de la peau.

• Elle est recommandée en cas d'allergie respiratoire.

• Elle est également efficace en cas de nausées.

Applications pratiques

Pour soulager les peaux irritées : ajoutez 1 ou 2 gouttes d'HE de camomille noble dans votre pot de crème hydratante.
En cas d'insomnie : juste avant d'aller vous coucher, ouvrez le flacon d'HE de camomille noble et respirez profondément. Ce système est préférable à la diffusion car cette huile peut se révéler entêtante.
En cas d'angoisse, de choc émotionnel ou de stress important : diluez 8 gouttes d'HE de camomille noble dans 1 cuillère à café d'huile végétale. Massez doucement le plexus solaire. En cas de nausée : diluez 1 goutte d'HE de camomille noble dans 1 petite cuillère à café de miel et avalez le matin à jeun.

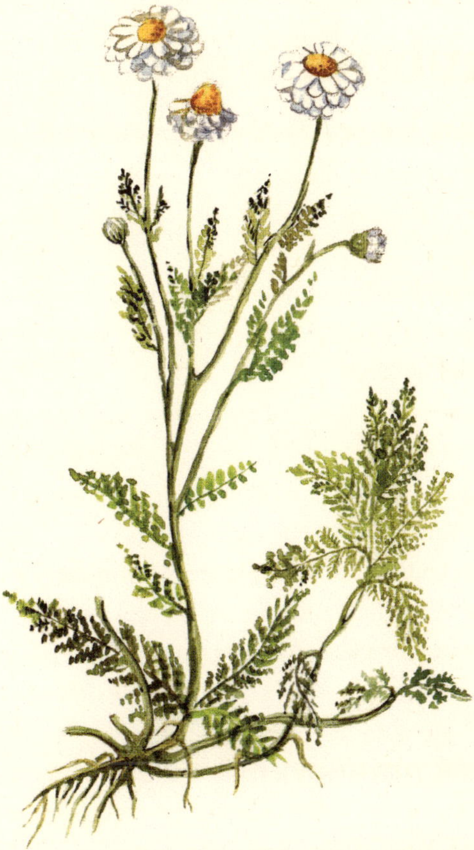

Remarque

La camomille noble est aussi appelée camomille romaine. À ne pas confondre avec l'huile essentielle de camomille matricaire. Il s'agit en effet de deux types différents de camomille.

Huile essentielle de cannelle de Ceylan

***Cinnamomum zeylanicum/Cinnamomum verum* (*écorce ou feuilles*)**

Ses atouts

• C'est la plus efficace pour tuer les microbes !

• Elle tonifie, stimule (le corps, l'esprit et les ardeurs !) et réchauffe. Elle est donc tout indiquée dans les massages d'hiver, mais à toutes petites doses.

Applications pratiques

Pour réchauffer le corps : diluez 1 goutte d'HE de cannelle dans 2 cuillères à soupe d'huile végétale. Appliquez sur le corps en légers massages (évitez les muqueuses). C'est idéal aussi pour un massage sensuel. Dans ce cas, vous pouvez y ajouter 4 gouttes d'HE d'orange douce.

Coup de mou ? Respirez-la directement au flacon. Une inspiration suffit !

Pour parfumer la maison : attention, elle est très puissante ! La bonne synergie : 10 gouttes d'HE d'orange douce + 4 gouttes d'HE de cannelle. Versez dans un diffuseur et mettez-le en marche quelques minutes.

Pour désinfecter les sols : ajoutez 1 goutte d'HE de cannelle dans votre seau rempli d'eau et de détergent.

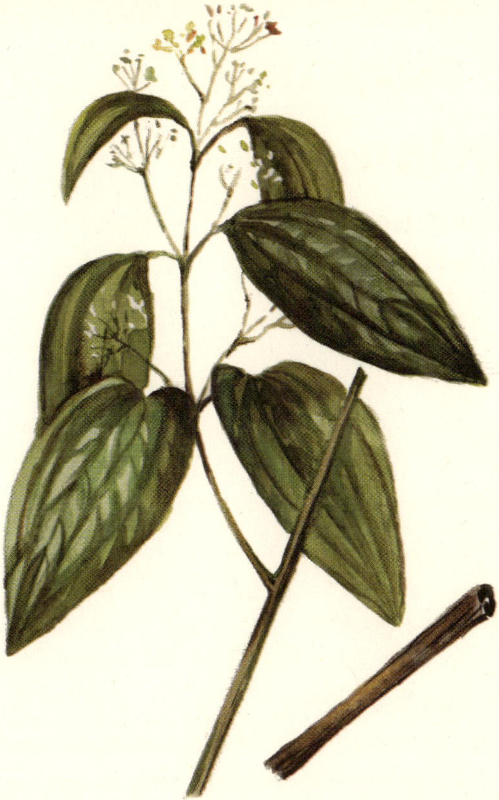

Remarque

Cette huile essentielle fait partie de celles qui n'agissent pas dans la douceur ! Voilà pourquoi il faut prendre des précautions dans son utilisation : elle ne doit jamais être appliquée pure sur la peau, car elle peut être très irritante. Ne l'utilisez pas non plus dans le bain ou sur les muqueuses (même diluée ou en association avec d'autres huiles essentielles). Elle est également déconseillée aux femmes enceintes et allaitantes, ainsi qu'aux enfants.

Huile essentielle de cardamome

Elletaria cardamomum

Ses atouts

• Elle fonctionne très bien en cas de problèmes de digestion : coliques, nausées, indigestion, ballonnements, flatulences, diarrhée, aérophagie…

• Grâce à ses vertus chauffantes, cette huile essentielle tonifie l'organisme. Elle aurait même des vertus aphrodisiaques.

• Expectorante, elle est utile en cas de bronchite, de refroidissement.

Applications pratiques

En cas de bronchite : diluez 3 gouttes d'HE de cardamome dans 3 gouttes d'huile végétale et massez-vous le thorax. Vous pouvez également ouvrir le flacon et inspirer profondément 3 ou 4 fois.

En cas d'aérophagie, de ballonnements ou de digestion difficile : diluez 2 à 3 gouttes d'HE de cardamome dans 3 gouttes d'huile végétale (noisette, olive…) et massez-vous le ventre dans le sens des aiguilles d'une montre avec ce mélange. Vous pouvez aussi en diluer 2 gouttes dans une cuillère à café de miel, à avaler de préférence après le repas. À renouveler jusqu'à disparition des symptômes.

Pour assainir l'air ambiant : utilisez-la en diffusion, dans un diffuseur électrique, à raison de 10 gouttes à diffuser pendant 5 minutes par jour. Vous pouvez y associer quelques gouttes d'HE de citron.

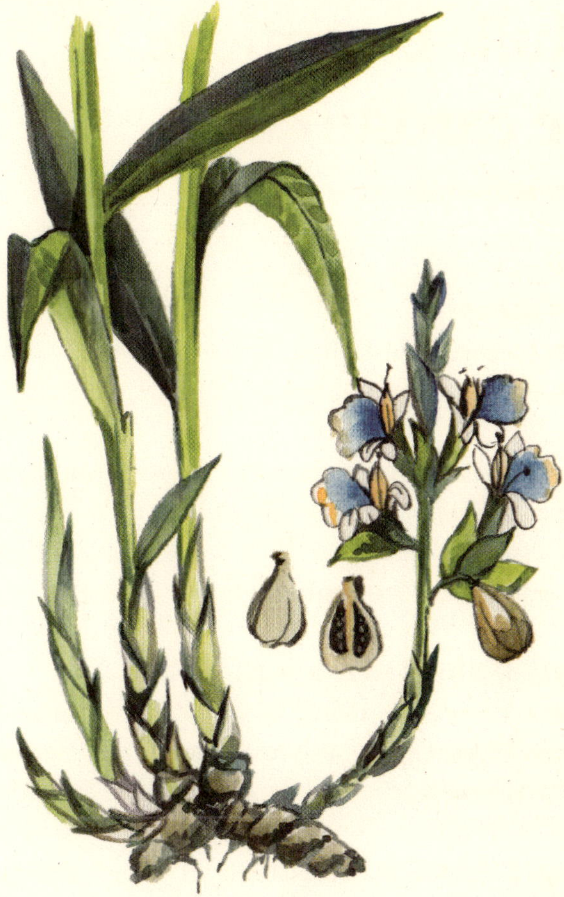

Remarque

Cette huile essentielle ne doit pas être utilisée pendant la grossesse. Pendant les mois qui suivent, respectez à la lettre les dosages et le mode d'emploi.

Huile essentielle de carotte cultivée

Daucus carota

Ses atouts

• Elle est conseillée en cas de problème de foie, de digestion difficile… Elle draine et détoxifie le foie et les reins.

• C'est l'alliée des belles peaux : elle éclaircit le teint, raffermit l'épiderme et accélère la cicatrisation. À ce titre, elle est préconisée en cas d'acné, de rides, de couperose, de teint terne, de taches de vieillesse… Elle convient autant aux peaux sèches que grasses ou mixtes.

• Elle aide à faire baisser le taux de cholestérol.

• C'est un bon tonifiant mais attention, elle peut faire monter la tension.

Applications pratiques

En cas de couperose : ajoutez 1 goutte d'HE de carotte dans une noisette de crème de jour. Appliquez sur peau propre et sèche en légers massages.

En cas d'acné : appliquez 1 goutte d'HE de carotte pure sur les boutons, matin et soir.

Contre les rides, le relâchement cutané : dans un petit flacon, mélangez 40 gouttes d'HE de carotte et 150 ml d'huile végétale de rose musquée. Appliquez matin et soir.

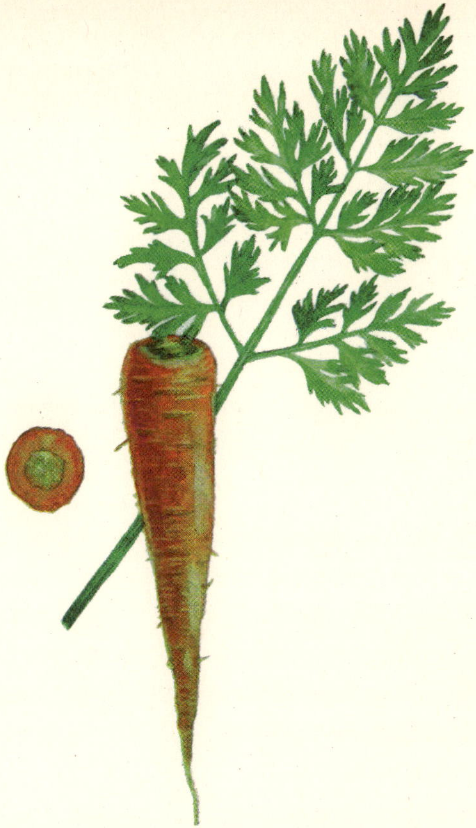

Pour faciliter la digestion : déposez 2 gouttes d'HE de carotte sur un comprimé neutre et avalez avant le repas. À faire aussi pour stimuler le foie ou en cas d'hypercholestérolémie.
Pour un effet tonifiant : mélangez 2 gouttes d'HE de carotte cultivée dans 2 gouttes d'huile végétale et massez le plexus solaire.

Remarque

Ne confondez pas l'huile essentielle de carotte, tirée des graines, et l'huile végétale de carotte – ou extrait huileux de carotte – qui est en fait le résultat de la macération de racines de carotte dans une huile végétale (tournesol, par exemple).
L'huile de carotte s'utilise en après-soleil, pour régénérer l'épiderme et lui donner une jolie couleur… carotte !

Huile essentielle de carvi

Carum carvi

Ses atouts

• Cette huile essentielle est indiquée en cas de bronchite car elle a des propriétés mucolytiques (elle fluidifie le mucus et facilite donc son évacuation).

• Elle facilite la sécrétion de la bile par le foie et son évacuation par la vésicule biliaire.

• Elle est l'alliée d'une bonne digestion. Elle aide à soulager les ballonnements, les flatulences et l'aérophagie. Elle lutte également contre les parasites intestinaux et ouvre l'appétit.

Applications pratiques

En cas de problème de digestion, de ballonnements… versez 1 goutte d'HE de carvi dans une cuillère à café de miel ou sur un comprimé neutre et avalez après les repas. À prendre 3 fois par jour pendant 3 semaines maximum.

En cas de bronchite : versez 1 à 2 gouttes d'HE de carvi dans un bol d'eau chaude, posez une serviette sur votre tête et respirez les vapeurs pendant quelques minutes. À faire pendant 2 à 3 jours maximum.

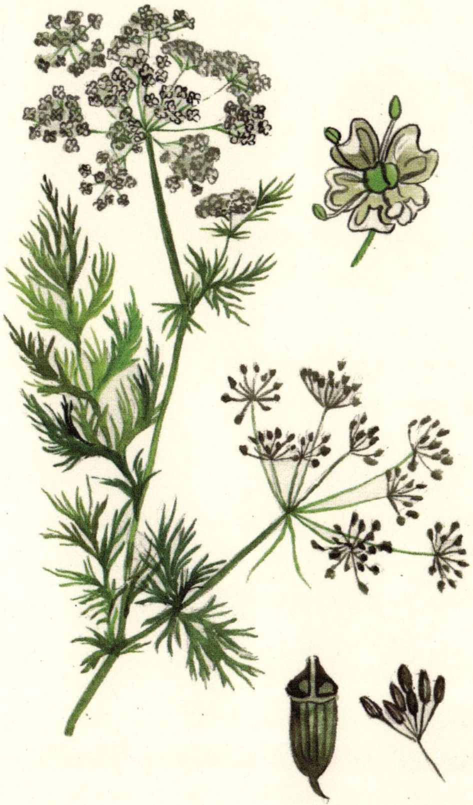

Remarque

L'utilisation de cette huile essentielle est strictement interdite pendant toute la durée de la grossesse et de l'allaitement, ainsi que chez les enfants. Elle est également déconseillée chez les personnes épileptiques.

Respectez à la lettre les dosages et ne prolongez pas inutilement le traitement car cette huile essentielle est très puissante. Mal utilisée, elle présente des risques neurotoxiques.

Huile essentielle de cataire citronnée

Nepeta cataria

Ses atouts

• Cette huile essentielle a des vertus calmantes. Elle est parfaite pour lutter contre les insomnies, les problèmes de sommeil, l'agitation ainsi que les petites déprimes.

• Elle permet également de soulager les douleurs gastriques d'origine nerveuse.

• Elle est efficace pour soulager de nombreuses autres douleurs : rhumatismes, arthrite, migraine…

Applications pratiques

En cas d'insomnie, de problème de sommeil ou de nervosité : diluez 1 goutte d'HE de cataire citronnée dans 1 cuillère à café de miel et avalez avant le coucher.

Migraine, troubles gastriques ? Prenez l'HE de cataire de la même façon, diluée dans une cuillère de miel ou déposée sur un comprimé neutre. À prendre jusqu'à trois fois par jour.

Votre chat déprime ? Versez quelques gouttes d'HE de cataire citronnée dans votre diffuseur électrique et faites-le fonctionner quelques minutes. Il va adorer !

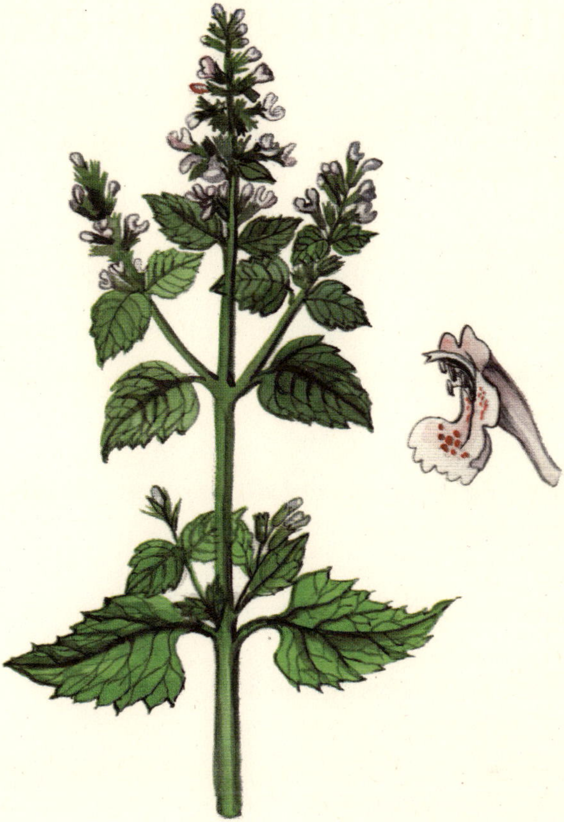

Remarque

La cataire est connue sous plusieurs noms : chataire, menthe de chat ou herbe aux chats. La raison ? Elle provoquerait l'euphorie chez ces petits félins !
Cette huile essentielle est déconseillée pendant toute la durée de la grossesse, car elle stimule l'utérus. À éviter également pendant l'allaitement.
Attention : elle peut être irritante pour la peau.

Huile essentielle de cèdre de l'Atlas

Cedrus atlantica

Ses atouts

• Elle est une alliée incontournable pour lutter contre la cellulite. Décongestionnante, elle élimine les toxines, facilite le drainage et le déstockage des graisses.

• Stimulante, elle permet de traiter les cheveux gras, les problèmes de cellulite ou de chute de cheveux.

• C'est une excellente huile anti-déprime.

• Elle stimule les défenses immunitaires.

Applications pratiques

Cheveux gras, perte de cheveux ? Diluez 4 à 5 gouttes d'HE de cèdre de l'Atlas dans votre dose de shampooing et massez délicatement le cuir chevelu. À ne pas faire sur cheveux secs ou fragiles.

Pour lutter contre la cellulite et la rétention d'eau : mélangez 5 gouttes d'HE de cèdre dans 1 cuillère à soupe d'huile végétale (germe de blé, par exemple) et massez le ventre, les hanches et les fesses.

En cas de rhume : déposez 1 goutte d'HE de cèdre sur votre poignet et respirez régulièrement.

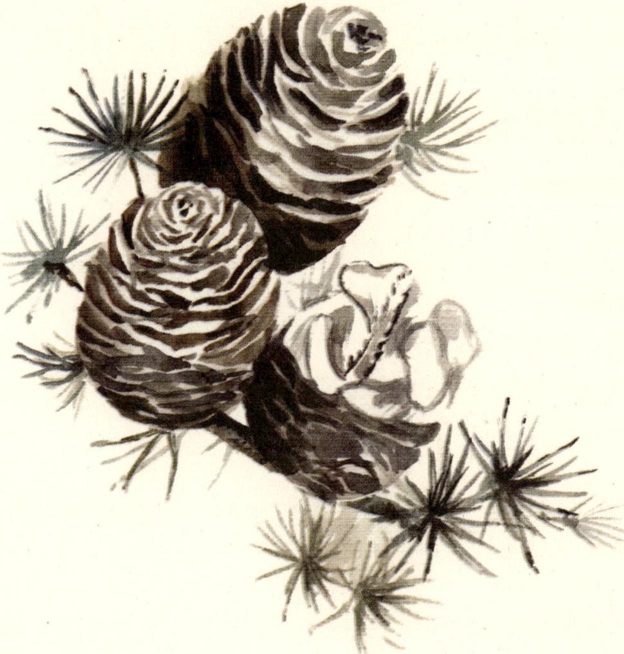

Pour lutter contre les mites : déposez quelques gouttes d'HE de cèdre sur un mouchoir ou un galet à parfumer et mettez-le dans vos armoires. Renouvelez l'opération tous les 10 jours environ.

Pour faire fuir les insectes : diffusez un mélange de 3 gouttes d'HE de cèdre + 7 gouttes d'HE de pin. En plus, c'est excellent pour retrouver le moral !

Remarque

Cette huile essentielle ne s'emploie que par voie cutanée. Ne pas l'ingérer.
À proscrire chez les femmes enceintes (pendant toute la grossesse) et les enfants.

Huile essentielle de cèdre de l'Himalaya

Cedrus deodora

Ses atouts

• Grâce à ses propriétés lipolytiques, diurétiques et drainantes, elle est une excellente alliée contre la cellulite et la peau d'orange. Elle entre d'ailleurs dans la composition de nombreux soins anticellulite.

• Elle assainit le cuir chevelu et aide à lutter contre les pellicules et la chute de cheveux.

• Elle aide à lutter contre les dermatoses dues à des champignons ou à des parasites.

• En diffusion dans la maison, c'est aussi un excellent répulsif contre les mites et les moustiques.

Applications pratiques

En cas de pellicules, de cheveux gras ou de perte de cheveux : ajoutez 1 goutte d'HE de cèdre de l'Himalaya dans votre dose habituelle de shampooing et massez le cuir chevelu. Évitez de mettre du produit dans vos yeux et rincez abondamment.

En cas de mycose cutanée : diluez 2 gouttes d'HE de cèdre de l'Himalaya dans 1 cuillère à soupe d'huile végétale et appliquez un peu de cette préparation sur la zone concernée.

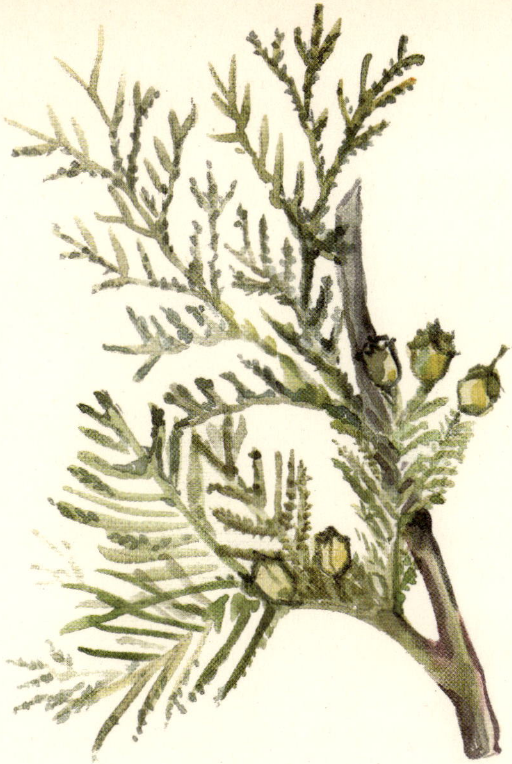

Contre les insectes : versez 10 gouttes d'HE de cèdre de l'Himalaya dans votre diffuseur et mettez-le en marche quelques minutes. Vous pouvez y ajouter quelques gouttes d'HE de citronnelle.

Remarque

Il existe plusieurs sortes d'huiles essentielles de cèdre : ne confondez pas celle-ci avec l'HE de cèdre de l'Atlantique ou de l'Atlas (Cedrus atlantica), l'HE de cèdre du Texas (Juniperus mexicana) ou l'HE de cèdre de Virginie (Juniperus virginiana). Cette huile essentielle est déconseillée pendant toute la durée de la grossesse et de l'allaitement ainsi que chez les enfants.

Respectez bien les dosages et le mode d'emploi car, mal utilisée, elle est neurotoxique. En application cutanée, veillez à la diluer suffisamment dans une huile végétale afin qu'elle ne soit pas irritante.

Huile essentielle de céleri cultivé

Apium graveolens

Ses atouts

• Elle est l'alliée d'une bonne digestion : elle ouvre l'appétit, accélère les digestions lentes et lutte même contre la mauvaise haleine.

• Ultra-apaisante, elle aide à rester zen, permet de lutter contre les insomnies et calme… les ardeurs sexuelles !

• Elle a aussi des vertus drainantes et décongestionnantes (sur le foie, les reins…).

• En soin cosmétique, elle est efficace pour atténuer les petites taches cutanées ou les taches de vieillesse.

Applications pratiques

En cas de petites taches cutanées ou de taches de vieillesse : ajoutez 1 goutte d'HE de céleri cultivé dans votre dose de crème de jour habituelle et appliquez en légers massages en évitant le contour des yeux.

En cas de stress, d'insomnie… : diluez 2 gouttes d'HE de céleri cultivé dans 3 gouttes d'huile végétale et appliquez en légers massages sur le thorax.

Manque d'appétit : déposez 1 goutte d'HE de céleri cultivé sur 1 comprimé neutre et avalez en début de repas. Avalez le comprimé en fin de repas si vous souhaitez lutter contre la mauvaise haleine !

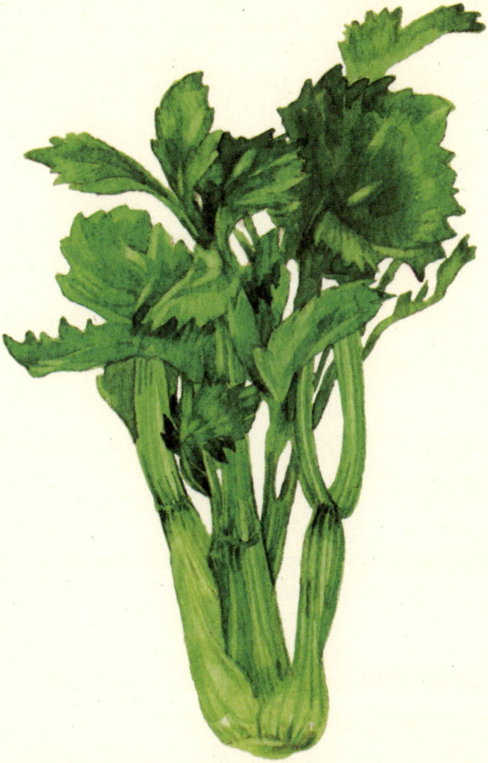

Remarque

Cette huile essentielle est interdite pendant toute la grossesse et l'allaitement ainsi que chez les enfants.
Ne vous exposez pas au soleil après application car elle est très photosensibilisante.

Huile essentielle de ciste ladanifère

Cistus ladaniferus

Ses atouts

• Antihémorragique et cicatrisante, elle est indiquée en cas de saignement de nez, de coupure, de petite plaie ou autre bobo.

• Grâce à ses vertus cicatrisantes, elle est également utile en cas d'acné ou de bouton.

• Équilibrante, elle apaise les tempéraments stressés ou lunatiques et facilite le sommeil.

Applications pratiques

En cas d'acné, de petits boutons : versez 4 à 5 gouttes d'HE de ciste dans un bol d'eau chaude et placez votre visage au-dessus pendant 2 à 3 minutes.
Si vous êtes sujet à la couperose : ajoutez 1 goutte d'HE de ciste dans votre crème de jour. À appliquer en évitant le contour des yeux. Cela fonctionne aussi contre les rides !
Vous saignez du nez ? Déposez 1 goutte d'HE de ciste sur un petit morceau de coton hydrophile et insérez-le tout doucement dans la narine. Laissez-le pendant 2 à 3 minutes.
En cas de coupure, de crevasse, de gerçures, etc. : mélangez 50 ml d'huile de germe de blé + 20 gouttes d'HE de ciste et appliquez-en quelques gouttes sur les lésions.

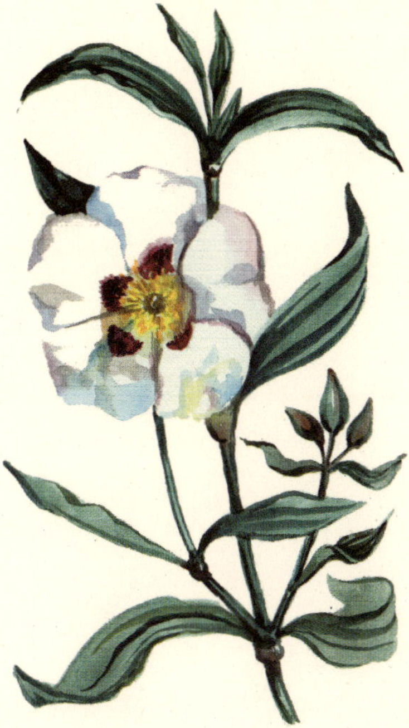

Sur les boutons de varicelle ou de coqueluche : appliquez 3 gouttes d'HE de ciste diluée dans 1 cuillère à café d'huile végétale.

En cas d'insomnie : ouvrez le flacon et respirez profondément pendant quelques minutes avant d'aller vous coucher.

Remarque

Le ciste est un arbrisseau dont les feuilles sécrètent un suc que les Grecs appelaient ladanum (d'où son nom de ciste ladanifère). Ils s'en servaient en pharmacie mais aussi en parfumerie : il faisait partie des arômes sacrés comme l'encens, le cèdre, la myrrhe ou le benjoin.

Huile essentielle de citron

Citrus limonum

Ses atouts

• C'est la meilleure amie du foie : elle aide à le nettoyer et à régénérer les fonctions hépatiques. Idéal après des excès !

• Grâce à ses propriétés antiseptiques, elle peut être utilisée pour purifier la peau, assainir l'air ambiant ou désinfecter les surfaces.

• Elle détend, redonne du peps et permet de retrouver toute sa concentration.

Applications pratiques

Peau grasse ? Diluez 1 goutte d'HE de citron dans 1 cuillère à café d'huile de noisette et appliquez sur le visage. En cas de pellicules : ajoutez 2 gouttes d'HE de citron dans votre dose de shampooing.

Pour lutter contre la cellulite : massez-vous tous les jours avec un mélange d'huile de germes de blé et d'HE de citron. Comptez 3 gouttes d'HE pour 1 cuillère à soupe d'huile végétale.

Problème de digestion ? Déposez 1 ou 2 gouttes d'HE de citron sur un comprimé neutre ou un petit morceau de sucre. À prendre après le repas. Cela est efficace aussi contre les nausées.

En cas de fatigue : mélangez 4 gouttes d'HE de citron dans 1 cuillère à soupe d'huile d'amande douce et versez dans l'eau du bain.

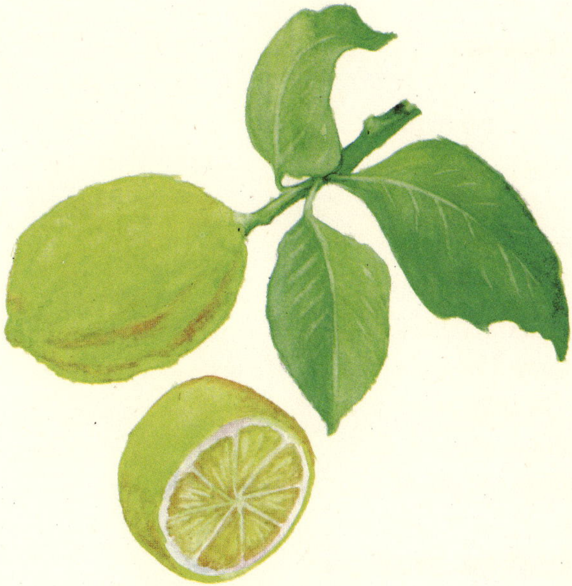

Pour assainir l'air ambiant : versez quelques gouttes d'HE de citron dans votre diffuseur et mettez-le en marche pour 4 à 5 minutes. Parfait pour désinfecter la chambre d'un malade, par exemple.
Dans les produits d'entretien : ajoutez quelques gouttes d'HE de citron pour renforcer leur efficacité antiseptique.

Remarque

Cette huile essentielle ne doit pas être appliquée pure sur la peau car elle peut être irritante. Elle est également photosensibilisante : ne pas l'appliquer avant une exposition au soleil sous peine de voir apparaître de vilaines taches indélébiles.

Huile essentielle de citronnelle

Cymbopogon nardus

Ses atouts

• C'est l'ennemi des moustiques, qu'elle repousse efficacement.

• Elle a également des vertus assainissantes et anti-odeurs, très utiles pour assainir l'air ambiant.

• Anti-inflammatoire, elle peut être utilisée en massage.

Applications pratiques

Vous êtes grippé, enrhumé ? Désinfectez la pièce en diffusant quelques gouttes d'HE de citronnelle dans votre diffuseur pendant quelques minutes.

En cas de rhumatismes, de tendinite, etc. : mélangez 2 gouttes d'HE de citronnelle dans 1 cuillère à soupe d'huile végétale et massez.

Un bouton de moustique ? Appliquez 1 goutte d'HE de citronnelle pure sur la peau pour calmer la démangeaison.

Pour éloigner les moustiques : utilisez-la en diffusion (dans un diffuseur électrique). À renouveler souvent ! Pour augmenter son efficacité, associez-la à de l'HE d'eucalyptus citronné (4 gouttes d'HE de citronnelle + 2 gouttes d'HE d'eucalyptus citronné).

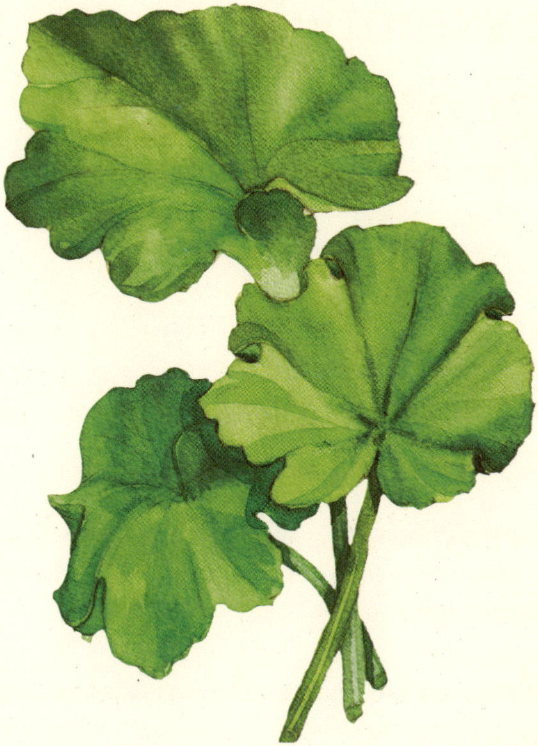

Pour éliminer les odeurs de tabac dans une pièce : diffusez quelques gouttes d'HE de citronnelle pendant 5 à 6 minutes. Dans les produits d'entretien : ajoutez-en quelques gouttes pour parfumer toute la maison !

Remarque

Ne confondez pas l'HE de citronnelle (Cymbopogon nardus) et l'HE de lemongrass (Cymbopogon flexuosus). La seconde est principalement utilisée contre les vergetures et la cellulite, ainsi que pour ses vertus calmantes.

Huile essentielle de copaiba (baume de copaiba)

Copaifera officinalis

Ses atouts

• C'est un anti-inflammatoire très puissant. Elle permet de soulager tous les traumatismes dus à des chocs : entorse, hématome, douleurs articulaires, douleur au doigt, élongation, courbatures… Elle est idéale aussi pour les sportifs, avant ou après l'entraînement.

• Cicatrisante et antiseptique, cette huile essentielle trouve sa place dans la pharmacie familiale : elle est indiquée comme soin SOS des petits problèmes de peau : plaies, égratignures, blessures…

• Elle est également efficace en cas d'infection urinaire et d'infection respiratoire.

• Elle a des vertus tonifiantes et énergisantes, utiles en cas de fatigue physique ou mentale.

Applications pratiques

En cas de douleurs après le sport, d'entorse, etc : diluez 3 gouttes d'HE de copaiba dans 1 cuillère à soupe d'huile végétale et appliquez en légers massages sur la zone concernée.

En cas de blessure ou d'égratignure : versez 2 à 3 gouttes d'HE de copaiba sur une peau nettoyée au préalable à l'eau et au savon.

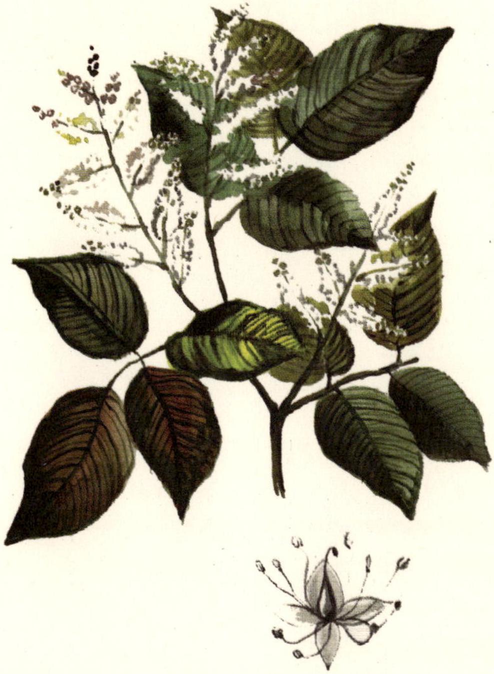

Petit coup de blues ou de fatigue ? Diluez 10 gouttes d'huile essentielle de copaiba dans 1 cuillère à soupe d'huile végétale et appliquez en frictions dans le dos.

Remarque

Cette huile essentielle est déconseillée pendant la grossesse et l'allaitement ainsi que chez les jeunes enfants.
Attention, elle peut se révéler dermocaustique. Sur les peaux sensibles, veillez à l'utiliser diluée.

Huile essentielle de coriandre

Coriandrum sativum

Ses atouts

• Ses propriétés digestives sont très utiles en cas de digestion difficile : flatulences, aérophagie…

• Elle aide également à soulager les douleurs musculaires et les rhumatismes.

• Tonifiante, elle apporte un petit coup de fouet bien utile en cas de baisse de forme. Elle stimule la mémoire et la concentration.

Applications pratiques

En cas de digestion difficile ou d'indigestion : avalez 1 cuillère à café d'huile d'olive dans laquelle vous aurez dilué 1 goutte d'HE de coriandre + 1 goutte d'HE de fenouil.

Contre les ballonnements : mélangez 30 ml d'huile d'amande douce + 10 gouttes d'HE de coriandre + 10 gouttes d'HE de lavande fine et massez-vous tout doucement le ventre.

Contre les courbatures après le sport : diluez 10 gouttes d'HE de coriandre dans 1 cuillère à soupe d'huile végétale (amande douce, par exemple) et versez dans l'eau du bain. Restez-y une dizaine de minutes. C'est idéal aussi en cas de troubles digestifs.

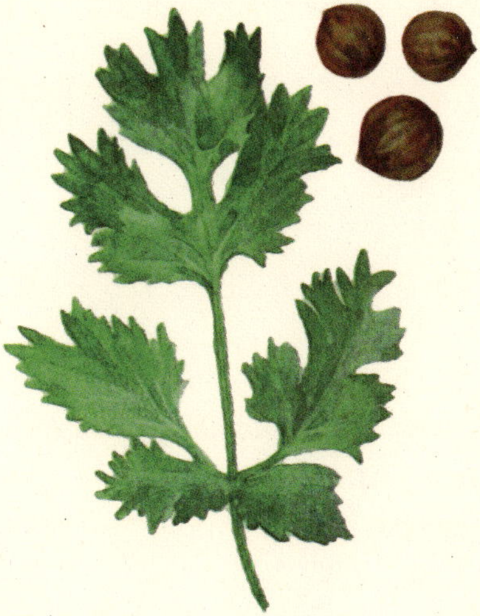

Coup de fatigue ? Déposez 1 goutte d'HE de coriandre sur la plante des pieds et massez doucement. Ou respirez-la directement au flacon quand le besoin s'en fait sentir !

Pour assainir la maison : versez dans votre diffuseur 10 gouttes d'HE de coriandre + 10 gouttes d'HE de citron. Ça sent délicieusement bon et ça vous donnera du peps !

Remarque

De la même famille que la carotte, la coriandre est aussi appelée persil arabe ou persil chinois.

Huile essentielle de criste-marine (ou fenouil marin)

Crithmum maritimum

Ses atouts

• En raison de ses vertus diurétiques, drainantes et raffermissantes, cette huile essentielle est principalement utilisée en massage en cas de rétention d'eau, de cellulite, de peau d'orange… On la retrouve également dans de nombreux produits minceur vendus.

• Elle a également des propriétés antirides et régénérantes très appréciées en cosmétique pour les soins des peaux matures.

• Elle aide également à lutter contre les parasites.

Applications pratiques

Contre la cellulite et la rétention d'eau : mélangez 3 gouttes d'HE de criste-marine dans une cuillère à soupe d'huile végétale et appliquez en massages énergiques sur le ventre, les hanches, les cuisses et les fesses. À faire matin et soir.

Peaux matures : ajoutez 1 goutte d'HE de criste-marine dans votre dose habituelle de crème de jour et appliquez sur le visage en évitant le contour des yeux.

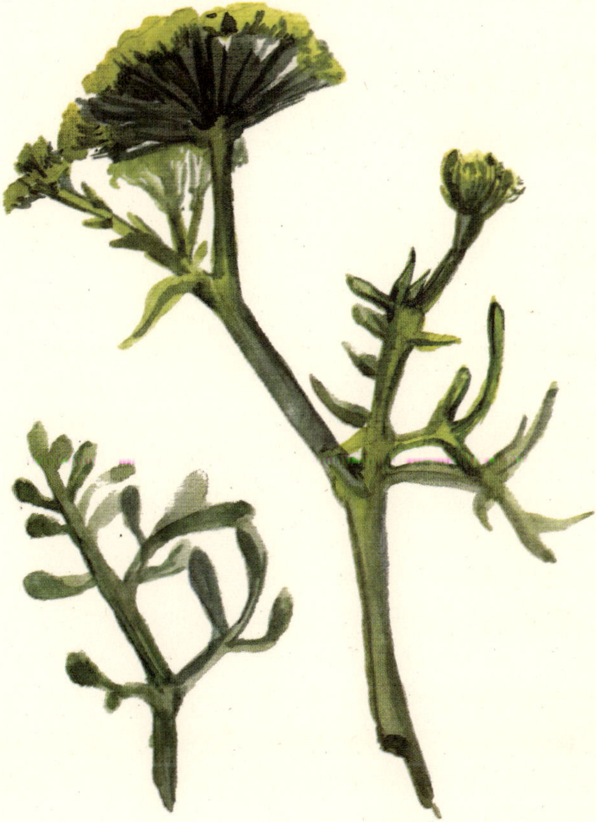

Remarque

Cette huile essentielle est déconseillée pendant la grossesse, l'allaitement ainsi que chez les enfants. Elle doit être utilisée sur une période courte afin d'éviter tout effet toxique. Un inconvénient de taille si on veut profiter de ses bienfaits anticellulite !

Huile essentielle de cryptoméria

Cryptomeria japonica

Ses atouts

• C'est un antibactérien puissant, utilisé notamment pour assainir l'air ambiant.

• Elle repousse efficacement les insectes, notamment les termites. On l'emploie aussi dans les shampooings et les soins capillaires pour venir à bout des poux.

• Elle est également utilisée en massages pour soulager les courbatures musculaires, les problèmes articulaires, les torticolis, les migraines…

• À la fois stimulante et relaxante, elle est appréciée pour lutter contre la fatigue, les baisses de forme, les angoisses, le stress…

Applications pratiques

Contre les courbatures : diluez 2 gouttes d'HE de cryptoméria dans 1 cuillère à soupe d'huile végétale et massez la zone douloureuse.

Contre les poux : ajoutez 2 gouttes d'HE de cryptoméria dans votre dose de shampooing et massez le cuir chevelu (attention à ce que la mousse ne coule pas dans les yeux) puis rincez abondamment.

Pour assainir l'air ambiant (notamment quand il y a une personne malade à la maison) : versez 10 gouttes d'HE de cryptoméria dans votre diffuseur

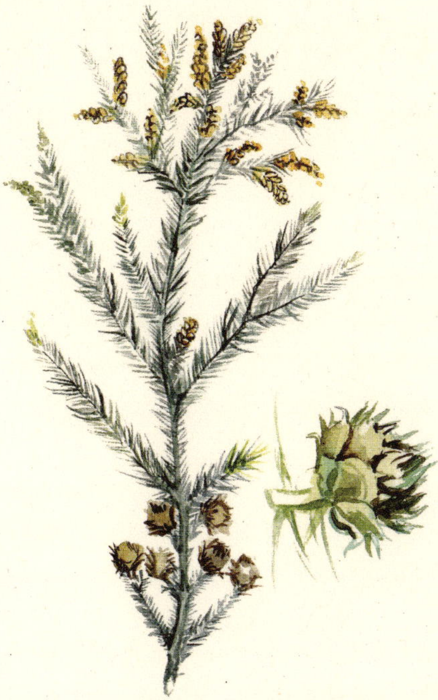

électrique et mettez-le en marche quelques minutes.

Pour repousser les termites : mélangez ¼ de litre d'alcool, ¼ de litre d'eau et 20 gouttes d'HE de cryptoméria dans un spray. Vaporisez dans les endroits concernés.

Remarque

Le cryptoméria, originaire d'Asie, est l'arbre national du Japon. En japonais, on l'appelle sugi.

Cette huile essentielle est déconseillée pendant la grossesse et l'allaitement ainsi que chez les enfants.

Huile essentielle de cumin

Cuminum cyminum

Ses atouts

• Cette huile essentielle est une excellente alliée en cas de digestion difficile, d'aérophagie, de gaz intestinaux, de flatulences, de constipation... De plus, elle a des propriétés anti-inflammatoires et antalgiques intéressantes pour soulager les douleurs associées à ces troubles d'ordre digestif.

• Elle ouvre l'appétit.

• Grâce à ses vertus relaxantes, elle calme les angoisses et favorise le sommeil.

• En cuisine, une à deux gouttes suffisent pour parfumer les plats orientaux comme le couscous.

Applications pratiques

En cas de problème intestinal ou digestif : diluez 1 goutte d'HE de cumin dans quelques gouttes d'huile d'olive et avalez avant le repas. Vous pouvez également l'utiliser en application externe : diluez 2 gouttes d'HE de cumin dans 1 cuillère à soupe d'huile végétale et massez le ventre dans le sens des aiguilles d'une montre trois fois par jour.

Insomnie, problème de sommeil ? Diluez 2 gouttes d'HE de cumin dans une cuillerée à café de miel et avalez avant le coucher. Vous pouvez aussi utiliser le mélange suivant : 1 goutte d'HE de cumin + 1 goutte d'HE d'orange douce à diluer dans 1 cuillerée de miel.

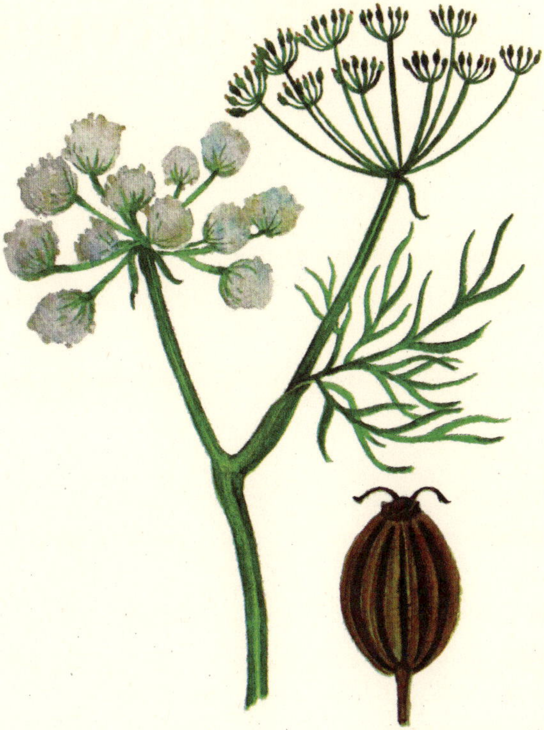

Remarque

Cette huile essentielle est dermocaustique : prudence si vous avez la peau sensible ou à tendance allergique et veillez à toujours l'utiliser diluée dans une huile végétale. Respectez bien les dosages, car elle peut avoir un effet stupéfiant en cas de surdosage. Son utilisation est déconseillée pendant la grossesse et l'allaitement.

Huile essentielle de curcuma

Curcuma longa

Ses atouts

• Cette huile essentielle est indiquée en cas de digestion difficile, d'aérophagie, de gaz intestinaux… Elle favorise aussi le bon fonctionnement du foie.

• Tonifiante et stimulante, elle aide à lutter contre la fatigue, notamment sexuelle.

• Grâce à ses vertus décongestionnantes et expectorantes, elle se révèle utile en cas d'affection respiratoire.

• Elle a aussi des vertus anti-âge qui la rendent idéale pour lutter contre les rides et les ridules.

Applications pratiques

En soin anti-âge : diluez 5 gouttes d'HE de curcuma dans 10 ml d'huile végétale (argan, bourrache…) et appliquez quelques gouttes chaque matin sur une peau propre et sèche en évitant le contour des yeux.

Problème de digestion : diluez 1 goutte d'HE de curcuma dans quelques gouttes d'huile d'olive et avalez en début de repas. Vous pouvez également l'avaler après le repas si vous avez beaucoup mangé.

En cas de fatigue sexuelle ou de baisse de la libido : déposez 1 goutte d'HE de curcuma sur 1 comprimé neutre et avalez au début de chaque repas pendant 3 à 4 jours. Vous pouvez aussi diluer l'huile essentielle dans une

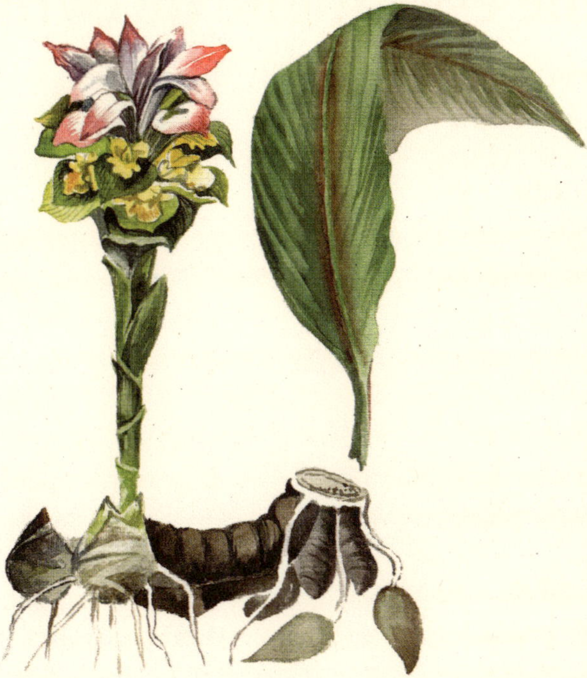

cuillère à café de miel.

Nez congestionné, mal de gorge ? Ouvrez le flacon d'HE de curcuma et respirez à pleins poumons pendant quelques secondes.

Remarque

Attention, cette huile essentielle est très puissante : respectez bien les dosages. Elle ne doit pas être utilisée pendant la grossesse et l'allaitement ainsi que chez les enfants.

Huile essentielle de cyprès

Cupressus sempervirens

Ses atouts

• Décongestionnante, elle aide à lutter contre divers troubles : jambes lourdes, syndrome prémenstruel, rétention d'eau, cellulite…

• C'est l'huile essentielle à privilégier en cas de toux sèche.

• Elle est également recommandée en cas de transpiration excessive.

• Fraîche et citronnée, elle est parfaite pour s'éclaircir les idées !

Applications pratiques

Contre les problèmes de transpiration excessive : déposez 1 goutte d'HE de cyprès sur la plante des pieds et massez doucement la voûte plantaire et entre les orteils. Vous pouvez faire de même sous les aisselles.

En cas de toux sèche, d'aphonie ou de pharyngite : diluez 2 gouttes d'HE de cyprès dans 1 cuillère à café de miel et avalez. À renouveler 3 fois par jour.

Vous avez les jambes lourdes ? Diluez 2 gouttes d'HE de cyprès dans 1 cuillère à soupe d'huile végétale (huile d'amande douce ou huile de germe de blé, par exemple) et massez doucement en remontant des chevilles vers les hanches. Idéal quand vous prenez l'avion. Vous pouvez également prendre l'HE de cyprès sous forme orale : diluez-en 2 gouttes dans 1 cuillère à café de miel et avalez.

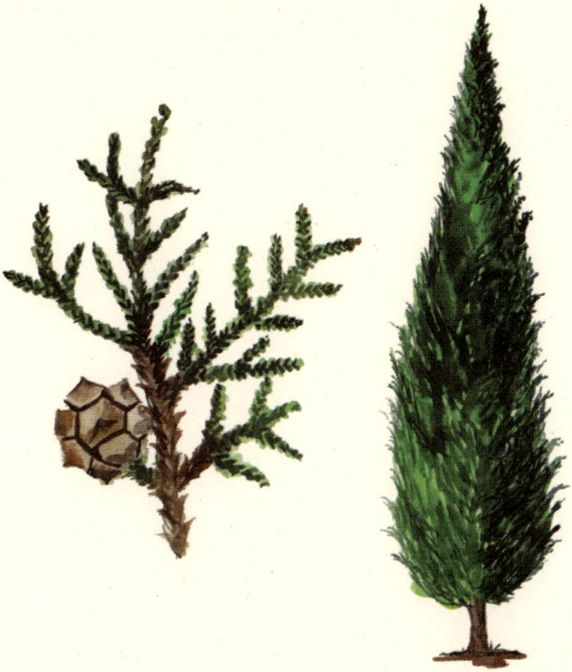

En cas de règles douloureuses : mélangez 2 gouttes d'HE de cyprès dans 1 cuillère à soupe d'huile d'amande douce et massez votre bas-ventre. Vous souffrez d'hémorroïdes ? Avalez 1 cuillère à café de miel dans lequel vous aurez ajouté 2 gouttes d'HE de cyprès.

Remarque

Elle est interdite pendant toute la grossesse et l'allaitement. À ne pas utiliser en cas de cancer de la prostate et de mastose.

Huile essentielle d'encens ou oliban

Boswellia carterii

Ses atouts

• C'est l'huile essentielle anti-déprime par excellence.

• À petites doses, elle calme les angoisses, le stress et favorise la méditation et le sommeil. À plus haute dose, elle a des vertus dynamisantes.

• Elle stimule les défenses immunitaires. Elle a également des propriétés expectorantes, idéales pour dégager les bronches.

• Elle raffermit et régénère la peau. Elle est également recommandée pour les peaux sèches.

Applications pratiques

Si vous avez la peau sèche : ajoutez 1 goutte d'HE d'encens dans une noisette de crème de jour. Appliquez le matin sur peau propre et nettoyée.

Pour stimuler les défenses immunitaires : mélangez 10 gouttes d'HE d'encens dans 1 cuillère à soupe d'huile végétale, versez dans le bain et restez-y une dizaine de minutes.

Pour dégager les bronches : diluez 3 gouttes d'HE d'encens dans 1 cuillère à soupe d'huile végétale (amande douce, pépins de raisin, jojoba...) et massez doucement le plexus solaire.

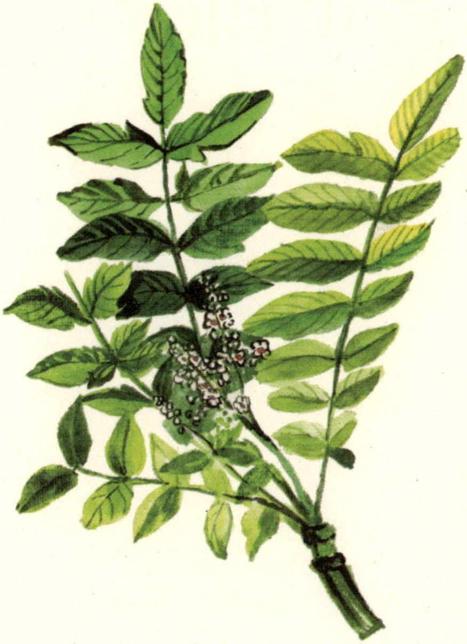

En cas d'insomnie : ouvrez le flacon d'HE d'encens et respirez profondément 3 à 5 fois, pas plus sinon elle produit l'effet inverse ! En cas de déprime : diluez 1 goutte d'HE d'encens dans 3 gouttes d'huile d'amande douce. Un mélange à déposer sur le poignet plusieurs fois par jour.

Pour donner à votre maison des senteurs orientales : versez-en quelques gouttes dans votre diffuseur et mettez-le en marche quelques minutes. À associer éventuellement à de l'huile essentielle de géranium, de lavande…

Remarque

L'encens ou oliban est une résine produite par un arbre appelé Boswellia sacra ou, plus communément, arbre à encens.

Huile essentielle d’épinette noire

Picea mariana

Ses atouts

• Tonifiante, elle est recommandée pour toutes les petites baisses de forme, tant physiques que morales : convalescence, manque d’énergie, somnolence après le repas…

• Elle calme les infections respiratoires type toux, bronchite…

• Anti-inflammatoire, elle est aussi recommandée pour soulager les douleurs articulaires et les rhumatismes.

• C’est également un bon antiseptique aérien.

Applications pratiques

En cas de coup de fatigue : déposez 1 goutte d’HE d’épinette noire sur chaque plante de pied et massez doucement. Le matin, par exemple, pour faire le plein d’énergie. Pour avoir la forme avant une soirée : prenez un bain dans lequel vous aurez ajouté un mélange de 10 gouttes d’HE d’épinette noire diluées dans 1 cuillère à soupe d’huile végétale.
En cas de douleurs rhumatismales ou articulaires : mélangez 3 gouttes d’HE d’épinette noire + 3 gouttes d’HE de pin sylvestre dans 1 cuillère à soupe d’huile végétale et massez tout doucement les zones douloureuses.
Pour assainir l’air ambiant : versez-en quelques gouttes dans votre diffuseur et mettez-le en marche quelques minutes. À faire pour le plaisir ou si

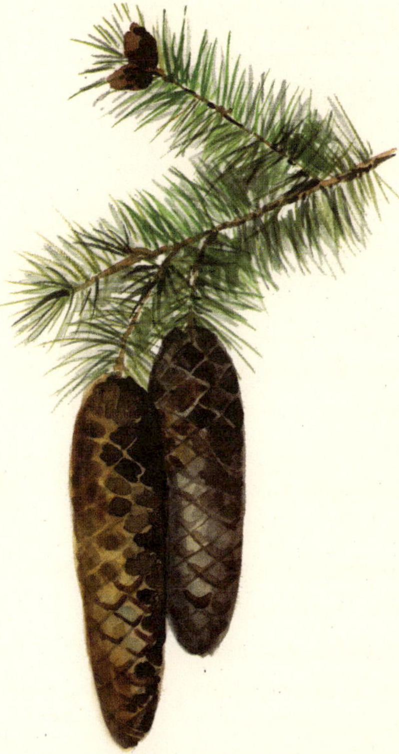

l'un des membres de la famille est malade, par exemple, car l'HE d'épinette noire élimine les microbes et dégage les voies respiratoires.

Remarque

Si vous avez la peau sensible, cette huile essentielle peut se révéler irritante. Faites un test en en déposant une goutte dans le pli de votre coude.

Huile essentielle d'estragon

Artemisia dracunculus

Ses atouts

• Elle agit sur toutes les manifestations allergiques (notamment le rhume des foins).

• Antispasmodique, elle soulage les tensions musculaires ou liées au stress, calme les crampes et les douleurs des règles.

• En stimulant le foie, elle facilite la digestion.

• C'est aussi un excellent remède contre le hoquet.

• Tonifiante, elle redonne de l'énergie et permet d'apaiser les angoisses.

Applications pratiques

Pour avoir une haleine fraîche : faites un bain de bouche avec 1 ou 2 gouttes d'HE d'estragon diluées dans un fond d'eau.

Pour vous détendre : diluez 10 gouttes d'HE d'estragon dans 1 cuillère à soupe d'huile végétale, à verser dans l'eau du bain.

Douleurs dans le ventre (liées au stress ou à la digestion) ? Déposez 2 gouttes d'HE d'estragon dans 1 cuillère à café de miel. À avaler en fin de repas.

Contre le hoquet : mélangez 10 ml d'huile d'amande douce + 5 gouttes d'HE d'estragon + 3 gouttes d'HE de petit grain bigarade. Appliquez-en quelques gouttes en massage sur le plexus solaire. Vous pouvez prendre un sucre sur lequel vous aurez déposé 1 goutte d'HE d'estragon.

En cas de rhume des foins : déposez 1 goutte d'HE d'estragon + 1 goutte d'HE de thym sur un sucre, à prendre en fin de repas.

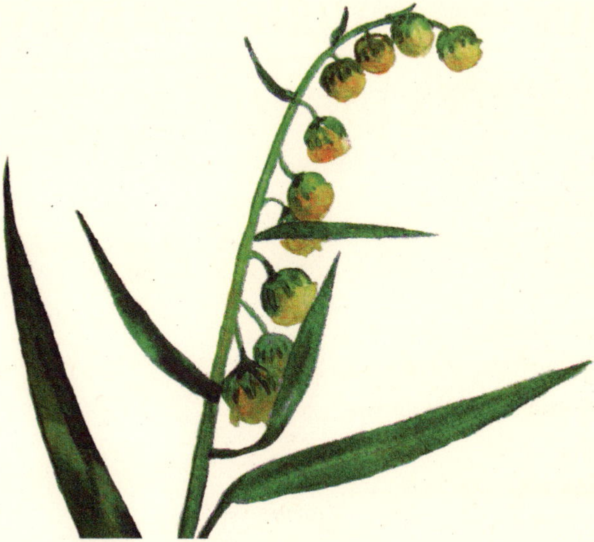

En début de crise d'allergie : ouvrez le flacon d'HE d'estragon et respirez profondément.
Contre le mal des transports : prenez 1 goutte d'HE d'estragon sur un petit sucre.
Pour parfumer la pièce (et calmer les allergies respiratoires) : diffusez un mélange de 15 gouttes d'HE d'estragon + 5 gouttes d'HE de niaouli.

Remarque

Autrefois, l'estragon était surnommé « herbe aux dragons », d'où son nom latin de Dracunculus, « petit dragon ».

Huile essentielle d'eucalyptus à bractées multiples

Eucalyptus polybractea cryptonifera

Ses atouts

• C'est un puissant anti-infectieux.

• Elle est très efficace pour soulager les bronchites.

• Elle peut se révéler utile dans le traitement de maladies tropicales.

• Grâce à ses propriétés anti-inflammatoires, elle permet de soulager les douleurs liées à l'arthrite ou aux rhumatismes.

Applications pratiques

Vous souffrez de cystite ? Diluez 6 gouttes d'HE d'eucalyptus à bractées multiples dans 2 cuillères à soupe d'huile végétale et versez dans l'eau du bain. Restez dans l'eau une dizaine de minutes.

En cas de bronchite, diluez 2 à 3 gouttes d'HE d'eucalyptus à bractées multiples dans 1 cuillère à soupe d'huile végétale et appliquez en légers massages sur le thorax et le dos.

Rhumatismes, arthrite ? Utilisez ce même mélange en légers massages sur les zones douloureuses.

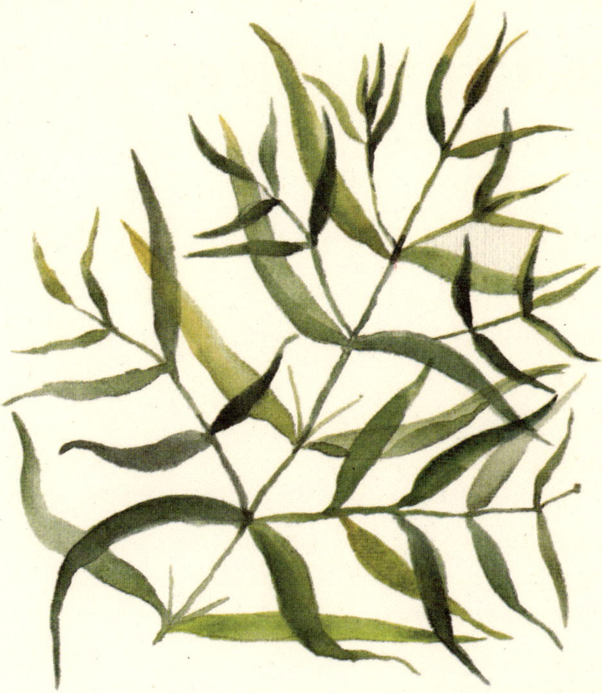

Remarque

Très puissante, cette huile essentielle ne doit pas être utilisée pendant la grossesse et l'allaitement ainsi que chez les enfants.

Huile essentielle d’eucalyptus citronné

Eucalyptus citriodora

Ses atouts

• C’est l’huile de prédilection pour les massages musculaires et articulaires. À recommander en cas d’élongation, de tendinite, de tennis-elbow…

• Calmante, elle favorise le sommeil.

• Elle soulage aussi toutes les irritations cutanées (démangeaisons, mycose cutanée…).

• Elle fait fuir les moustiques.

Applications pratiques

Vous souffrez d’arthrite ? Avalez 1 cuillère à café de miel dans laquelle vous aurez ajouté 1 goutte d’HE d’eucalyptus citronné. À prendre 2 ou 3 fois par jour.

En cas de tensions musculaires : diluez 10 gouttes d’HE d’eucalyptus citronné dans 1 cuillère à soupe d’huile d’amande douce, versez dans l’eau du bain, et restez-y une dizaine de minutes. C’est idéal le soir pour favoriser le sommeil !

En cas d’irritation de la peau : diluez 15 gouttes d’HE d’eucalyptus citronné dans 50 ml d’huile végétale de calendula. À appliquer sur la peau en légers massages.

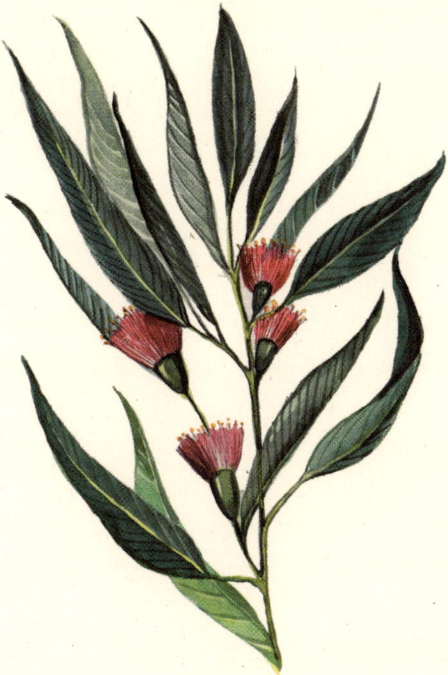

Pour éloigner les moustiques : diffusez quelques gouttes d'HE d'eucalyptus dans un diffuseur électrique. Attention, son odeur boisée et épicée est rapidement prenante ! Vous pouvez aussi l'associer à de l'huile essentielle de citronnelle.

Remarque

Ne confondez pas l'HE d'eucalyptus citronné avec l'HE d'eucalyptus radié, davantage utilisée en inhalation contre tous les petits maux de l'hiver (grippe, rhume, bronchite…).

Huile essentielle d'eucalyptus globuleux

Eucalyptus globulus

Ses atouts

• Elle aide à dégager les voies respiratoires et à lutter contre la fièvre. Voilà pourquoi elle est indiquée en cas de rhume, de grippe, de bronchite…

• Antibactérienne et légèrement anesthésiante, elle est idéale pour apaiser les brûlures, coupures, plaies…

• En massage, elle soulage les muscles endoloris, les rhumatismes…

• En diffusion, c'est un excellent assainissant de l'atmosphère, particulièrement en hiver quand il y a des personnes malades à la maison.

Applications pratiques

Rhume, grippe, bronchite ? Diluez 3 à 4 gouttes d'HE d'eucalyptus globuleux dans 1 cuillère à soupe d'huile végétale et appliquez en massage sur le thorax et le dos. Vous pouvez faire également des inhalations avec 10 gouttes d'HE d'eucalyptus globuleux diluées dans un bol d'eau chaude. Posez une serviette sur votre tête et respirez les vapeurs.

En cas de petite brûlure : diluez 1 goutte d'HE d'eucalyptus globuleux dans 1 cuillère à café d'huile végétale (de macadamia par exemple) et appliquez sur une peau propre et sèche.

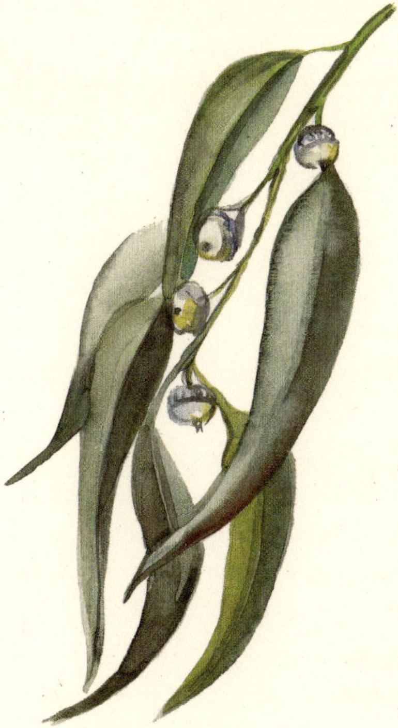

Pour assainir l'air ambiant : versez 10 gouttes d'HE d'eucalyptus globuleux dans votre diffuseur et mettez-le en marche 5 minutes. À renouveler deux fois par jour. Vous pouvez y ajouter quelques gouttes d'HE de lavande.

Remarque

Cette huile essentielle ne doit pas être utilisée pendant la grossesse, l'allaitement et chez les enfants.

De toutes les huiles essentielles d'eucalyptus, c'est la plus indiquée pour calmer les infections pulmonaires et ORL (chez les adultes).

Huile essentielle d'eucalyptus mentholé

Eucalyptus dives

Ses atouts

• Comme de nombreuses autres huiles essentielles d'eucalyptus, celle-ci a des vertus expectorantes. Elle est donc indiquée en cas de toux, de rhume, de grippe, de bronchite…

• Grâce à ses vertus drainantes et lipolytiques (elle s'attaque aux graisses), elle est utile pour lutter contre la rétention d'eau et la cellulite.

• Elle est également une alliée sûre en cas d'acné ou de peau grasse car elle est antibactérienne.

• Elle est efficace en cas de vaginite et de cystite.

Applications pratiques

Sur les boutons d'acné, déposez 1 goutte d'HE d'eucalyptus mentholé. Attention à ne pas en mettre dans ou trop près des yeux.

Pour lutter contre la cellulite : diluez 10 gouttes d'HE d'eucalyptus mentholé dans 1 cuillère à soupe d'huile de noisette et massez longuement les zones concernées (hanches, ventre, fesse). À renouveler tous les jours.

En cas de bronchite, diluez 3 gouttes d'HE d'eucalyptus mentholé dans 1 cuillère à café d'huile végétale et massez le thorax et le dos.

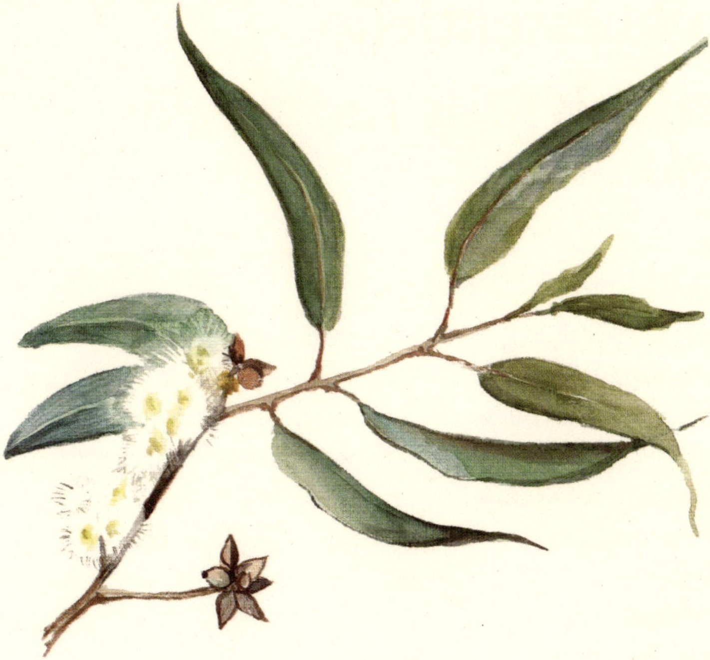

Cystite, vaginite ? Diluez 4 gouttes d'HE d'eucalyptus mentholé dans 1 cuillère à soupe de base pour le bain et versez dans l'eau chaude. Restez dans le bain une dizaine de minutes.

Remarque

Attention, cette huile essentielle est réservée aux adultes : son emploi est strictement interdit chez les enfants. Son utilisation est également interdite pendant toute la grossesse et durant l'allaitement. Ne l'utilisez pas à la place d'une des nombreuses autres huiles essentielles d'eucalyptus.

Huile essentielle d'eucalyptus radié

Eucalyptus radiata

Ses atouts

• C'est l'un des antiseptiques les plus efficaces !

• Elle est préconisée pour soulager toutes les maladies hivernales (rhume, bronchite, grippe…) car elle dégage les voies respiratoires, favorise l'expectoration et combat les virus.

• C'est aussi un excellent stimulant des défenses immunitaires : à prendre en prévention.

• Elle réchauffe le corps.

Applications pratiques

Si vous avez le nez bouché : déposez 2 gouttes d'HE d'eucalyptus radié sur un mouchoir et respirez aussi souvent que vous le souhaitez. En cas d'état grippal : diluez 3 à 4 gouttes d'HE d'eucalyptus radié dans un bol d'eau chaude. Placez votre visage au-dessus du bol, posez un linge sur votre tête et inhalez ce mélange pendant quelques minutes.
En cas de toux : diluez 5 gouttes d'HE d'eucalyptus radié dans 1 petite cuillère à café d'huile végétale. Massez doucement le plexus solaire.
Vous êtes frileux ? Au creux de votre main, mélangez 1 goutte d'HE d'eucalyptus radié et 5 gouttes d'huile d'amande douce. Frictionnez vos mains et vos avant-bras.
Pour assainir l'air de la maison (ou la chambre d'une personne malade) :

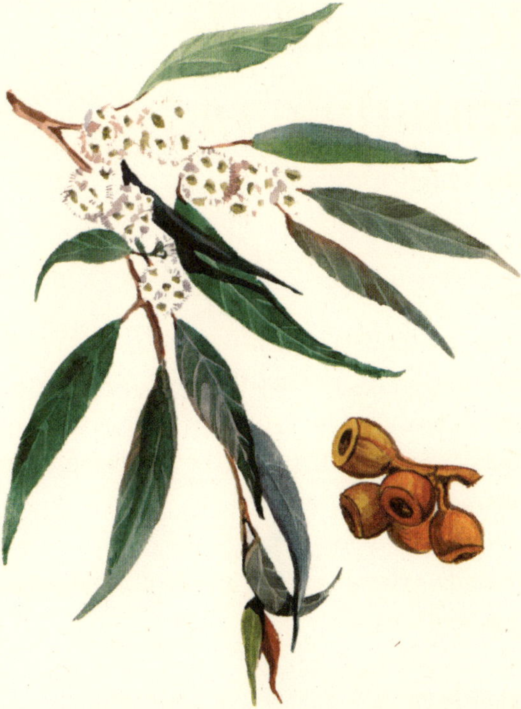

diffusez quelques gouttes d'HE d'eucalyptus radié. À associer éventuellement à de l'HE de romarin ou de l'HE de citron.
Pour désinfecter la litière du chat : ajoutez 1 à 2 gouttes d'HE d'eucalyptus à l'eau de rinçage.

Remarque

Il existe plusieurs centaines de variétés d'eucalyptus, et donc potentiellement autant d'huiles essentielles différentes. Ne remplacez pas une variété par une autre.

Huile essentielle de fenouil doux

Foeniculum vulgare var. dulce

Ses atouts

• Elle est d'une aide précieuse en cas de problèmes de digestion : digestion lente, nausées, flatulences, manque d'appétit, aérophagie, indigestion…

• C'est l'alliée des femmes ! Elle est recommandée en cas de règles irrégulières, à l'arrivée de la ménopause…

• Antidouleur, elle se révèle efficace en cas de lumbago, d'échauffement musculaire, de rhumatisme…

• Elle aide également à l'élimination de la cellulite.

Applications pratiques

Contre la cellulite : dans 100 ml d'huile végétale, ajoutez 40 gouttes d'HE de fenouil + 30 gouttes d'HE de pamplemousse. Utilisez cette huile en massage, chaque soir, sur les zones concernées (ventre, fesses, hanches…). Attention, l'HE de pamplemousse est photosensibilisante : ne vous exposez pas au soleil dans les deux heures qui suivent l'application.

En cas d'aérophagie : déposez 1 goutte d'HE de fenouil doux + 1 goutte d'HE d'estragon sur un petit morceau de sucre. À laisser fondre dans la bouche avant le repas.

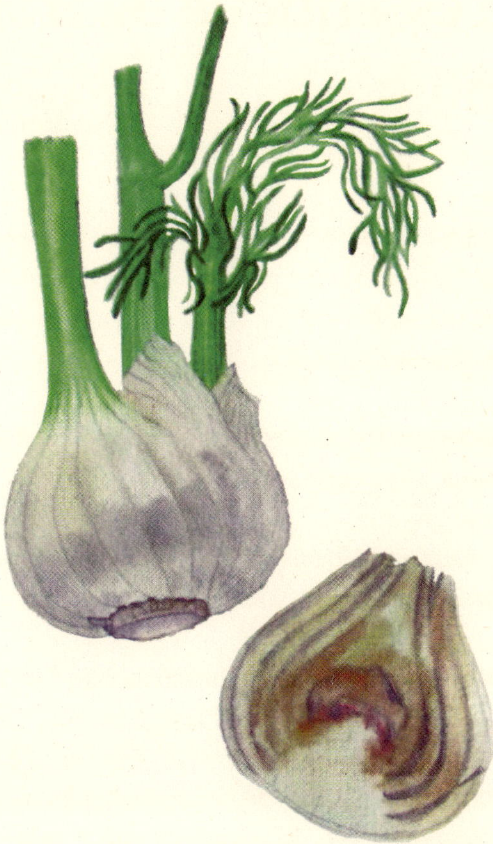

Remarque

Cette huile essentielle est interdite pendant toute la durée de la grossesse. Elle est également déconseillée aux enfants. Ne la prenez pas en cas de trouble hormonal (cancer de l'utérus, problème de thyrroïde…) sans l'avis de votre médecin.

Huile essentielle de fragonia

Agonis fragrans

Ses atouts

• Elle est un antibactérien puissant. On la préconise donc notamment en cas d'infection ORL mais aussi en prévention pour renforcer le système immunitaire. Elle a également une action antifongique qui est utile pour lutter contre certains champignons.

• Anti-inflammatoire, elle aide à soulager les douleurs musculaires et articulaires, les crampes, les élongations…

• En massage, elle apaise certains troubles spécifiquement féminins : règles douloureuses, migraines hormonales, bouffées de chaleur…

• Elle a également des propriétés purifiantes qui sont idéales pour lutter contre l'acné, les petites imperfections, la peau grasse…

• À la fois relaxante et stimulante, elle est d'une aide précieuse en cas d'insomnie, de fatigue chronique, de manque de vitalité ou de motivation…

Applications pratiques

En cas d'acné ou de peau grasse : mélangez 2 gouttes d'HE de fragonia dans 2 gouttes d'huile de noisette et appliquez sur la peau en évitant le contour des yeux.

Rhume, nez bouché ? Diluez 5 à 7 gouttes d'HE de fragonia dans un bol d'eau chaude. Posez une serviette sur votre tête et respirez les vapeurs pendant quelques minutes. À renouveler pendant 3 jours.

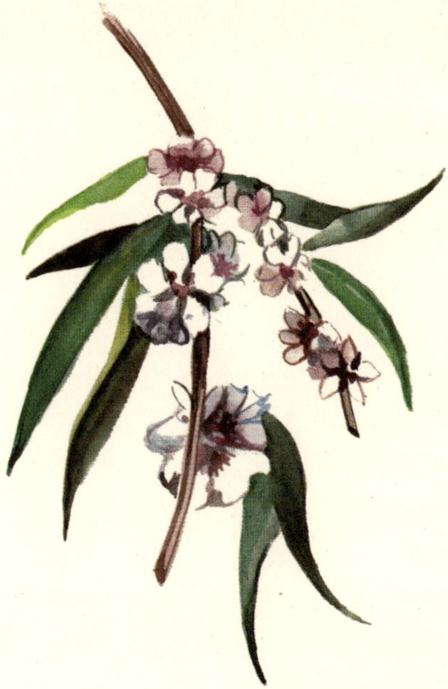

En cas de douleurs musculaires : diluez 3 gouttes d'HE de fragonia dans 1 cuillère à soupe d'huile végétale et massez la zone concernée.

Pour les troubles féminins : utilisez la même préparation en massage sur le bas-ventre. En cas de stress : déposez 1 goutte d'HE de fragonia sur la face interne de votre poignet et respirez.

Remarque

En cas d'infection microbienne, elle est une excellente alternative à l'huile essentielle issue de l'arbre à thé. Son avantage : elle a une odeur beaucoup plus douce, fleurie et agréable. Cette huile essentielle peut se révéler irritante si vous avez la peau très sensible. Si tel est votre cas, utilisez-la toujours diluée.

Huile essentielle de gaulthérie

Gaultheria procumbens

Ses atouts

• C'est l'huile essentielle du sportif, qui peut l'utiliser avant ou après l'entraînement. Grâce à son action chauffante, elle prévient les courbatures et favorise la récupération musculaire.

• Elle calme les douleurs musculaires et tendineuses type crampe, entorse, lumbago, tendinite, tennis-elbow…

• Elle stimule le foie et soulage les maux de tête d'origine hépatique.

• C'est l'alliée incontournable en cas de crise de goutte (orteil qui gonfle, suite à un excès d'urée dans le sang).

Applications pratiques

En cas de contraction musculaire ou de lumbago : diluez 2 gouttes d'HE de gaulthérie dans 1 cuillère à soupe d'huile végétale (arnica, par exemple) et massez les muscles endoloris.

Crise de goutte ? Diluez 10 gouttes d'HE de gaulthérie dans 1 cuillère à café d'huile végétale et massez le gros orteil.

Après le sport : mélangez 1 cuillère à soupe d'huile végétale (amande douce) + 10 gouttes d'HE de gaulthérie, versez dans l'eau du bain et restez-y une dizaine de minutes.

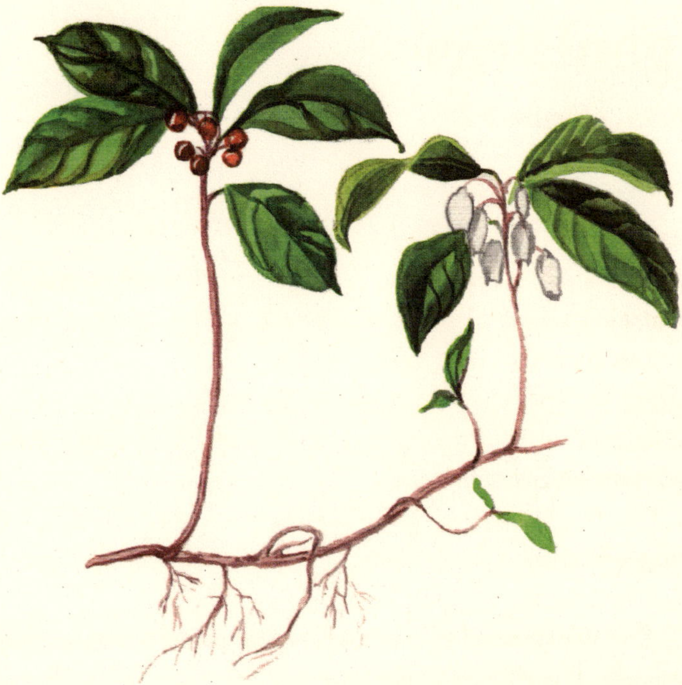

Pour parfumer : associez-la à de l'HE de pamplemousse, par exemple. Attention, son odeur camphrée peut rappeler les vestiaires des sportifs…

Remarque

Elle peut se révéler irritante sur les peaux sensibles. Appliquez-la de préférence diluée dans une huile végétale. Sur les autres peaux, elle peut être appliquée pure, mais à faible dose et sur une toute petite surface.

Huile essentielle de genévrier

Juniperus communis

Ses atouts

• Anti-inflammatoire et antidouleur, elle est particulièrement indiquée en cas d'arthrite.

• Elle soulage les rhumatismes en éliminant les toxines.

• Détoxiquante, elle stimule le foie.

• Elle stimule la circulation sanguine.

• Grâce à ses propriétés décongestionnantes et drainantes, elle est parfaite pour lutter contre la cellulite et la rétention d'eau. C'est une huile essentielle à privilégier si vous voulez mincir !

Applications pratiques

Contre la cellulite : mélangez 50 ml d'huile d'avocat + 10 gouttes d'HE de pamplemousse + 10 gouttes d'HE de genévrier. Chaque jour, appliquez un peu de ce mélange sur les hanches, le ventre et les fesses.

En cas d'arthrose, de rhumatismes, etc. : diluez 10 gouttes d'HE de genévrier dans 1 cuillère à soupe d'huile végétale. Versez dans le bain et restez-y une dizaine de minutes.

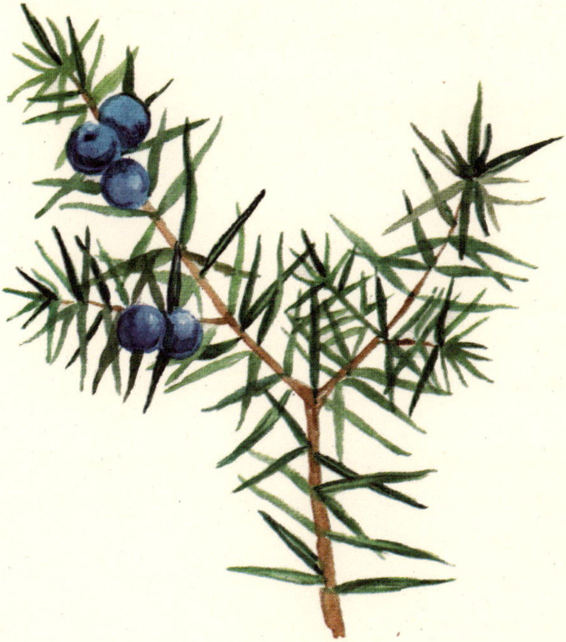

Si vous souffrez de douleurs musculaires : mélangez 5 gouttes d'HE de genévrier dans 1 cuillère à soupe d'huile d'amande douce et massez-vous.

Pour parfumer la maison : déposez quelques gouttes d'HE de genévrier dans votre diffuseur électrique et mettez-le en marche quelques minutes. À associer, par exemple, avec une huile essentielle d'agrumes.

Remarque

Cette huile essentielle est déconseillée aux personnes atteintes de maladies rénales.

Huile essentielle de géranium rosat

Pelargonium asperum

Ses atouts

- Elle peut aider les diabétiques à réguler leur glycémie. Elle est aussi indiquée en cas d'hypoglycémie.

- C'est l'huile essentielle de la beauté et de la jeunesse : elle lutte contre les rides, les taches de vieillesse, la chute de cheveux, le relâchement cutané…

- Elle est efficace contre l'acné et améliore le teint.

- Elle aide à déloger la cellulite.

Applications pratiques

Pour prévenir les vergetures : mélangez 15 gouttes d'HE de géranium rosat et 50 ml d'huile végétale de bourrache. À appliquer matin et soir sur les hanches, le ventre et les fesses. Pour prévenir les rides : dans un flacon, mélangez 50 ml d'huile d'onagre + 8 gouttes d'HE de bois de rose + 8 gouttes d'HE de géranium rosat. À appliquer le soir, par légers massages circulaires, après le démaquillage.

En cas de chute de cheveux : ajoutez 2 gouttes d'HE de géranium rosat dans votre dose de shampooing habituel et massez légèrement le cuir chevelu avant de rincer.

Vous êtes diabétique ? Absorbez 2 gouttes d'HE de géranium rosat diluées dans 1 cuillère à café de miel après chaque repas. À faire en complément de votre traitement : ne pas hésiter à demander conseil à votre médecin !

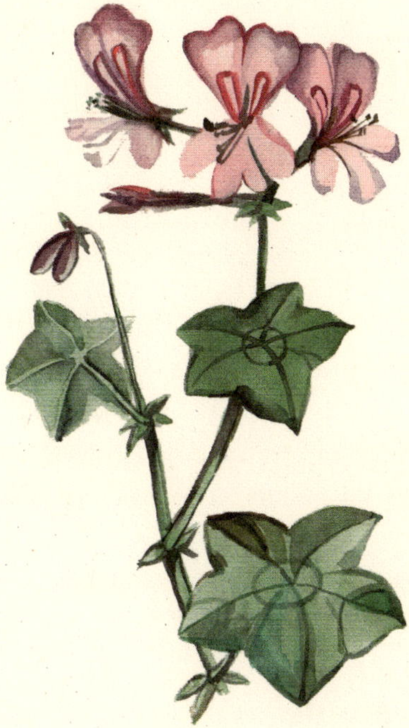

Contre les moustiques : diffusez quelques gouttes de géranium rosat dans votre diffuseur. À associer éventuellement à de l'HE de citronnelle.

Remarque

L'huile essentielle de géranium Bourbon (Pelargonium x asperum cv Bourbon) est une huile essentielle de géranium rosat produite sur l'île de la Réunion, autrefois appelée île Bourbon. Ses propriétés sont quasiment identiques à celles de l'HE de géranium rosat… mais elle est un peu plus chère.

Huile essentielle de gingembre

Zingiber officinalis

Ses atouts

• C'est l'alliée anti-nausées indispensable : mal des transports, vomissements…

• Tonifiante à plus d'un titre, elle permet de lutter contre la fatigue intellectuelle et physique, de réveiller les ardeurs ou de freiner la chute des cheveux.

• Elle est également efficace en cas de constipation.

Applications pratiques

Pour un massage sensuel : dans un petit flacon diluez 2 gouttes d'HE de gingembre + 2 gouttes d'HE d'ylang-ylang + 2 gouttes d'HE d'orange douce dans 4 cuillères à soupe d'huile de jojoba. Massez le corps de votre partenaire avec cette huile…

Pour freiner la chute de cheveux : ajoutez 2 gouttes d'HE de gingembre dans votre dose de shampooing et massez tout doucement votre cuir chevelu, en évitant d'en mettre dans vos yeux. Laissez poser quelques minutes avant de rincer.

Mal au cœur, vomissements ? Avalez 1 cuillère à café de miel dans laquelle vous aurez dilué 2 gouttes d'HE de gingembre. À renouveler si nécessaire en fin de journée.

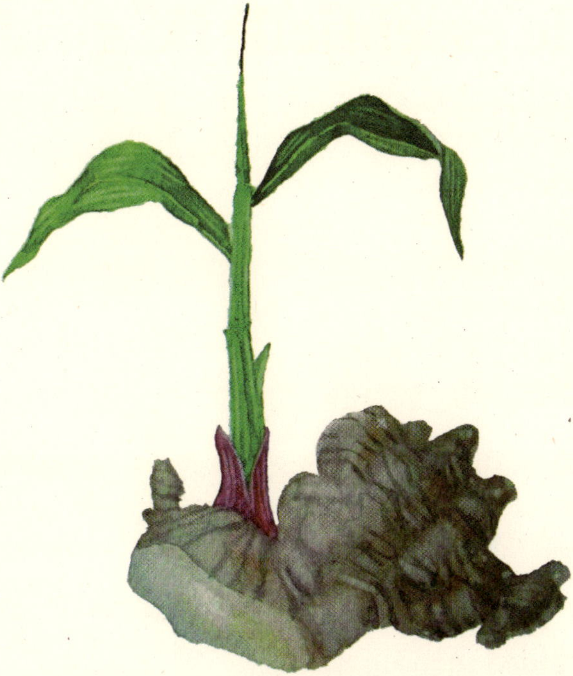

En cas de problème de transit (constipation, flatulences…) : diluez 2 gouttes d'HE de gingembre dans 1 cuillère à soupe d'huile végétale et massez-vous le ventre en tournant dans le sens des aiguilles d'une montre.

En cas de nausées liées au mal des transports : ouvrez le flacon et prenez 4 à 5 grandes inspirations.

Remarque

Cette huile essentielle peut se révéler dermocaustique. Ne l'utilisez jamais pure en application cutanée.

Huile essentielle de giroflier

Eugenia caryophyllus

Ses atouts

• Légèrement anesthésiante, elle soulage efficacement les rages de dents, les caries, les aphtes…

• Elle a également des vertus antibactériennes.

• Elle tonifie et permet de lutter contre la fatigue intellectuelle et physique.

• C'est aussi un bon répulsif contre les insectes, notamment les moustiques.

Applications pratiques

En cas d'abcès, de rage de dents : déposez 1 goutte d'HE de giroflier (pas plus !) sur un coton-tige et massez la gencive ou la dent douloureuse. Vous pouvez aussi utiliser le mélange suivant : 2 gouttes d'HE de giroflier + ½ cuillère à café d'huile végétale. À appliquer à l'aide d'un morceau de coton.

Coup de fatigue ? Diluez 1 goutte d'HE de giroflier dans 1 petite cuillère à café de miel. À prendre deux fois par jour après les repas. Vous pouvez également l'utiliser en massages, à raison de 2 gouttes diluées dans 1 cuillère à soupe d'huile végétale.

Pour éloigner les moustiques : versez 5 à 6 gouttes d'HE de giroflier dans votre diffuseur et mettez-le en marche quelques minutes.

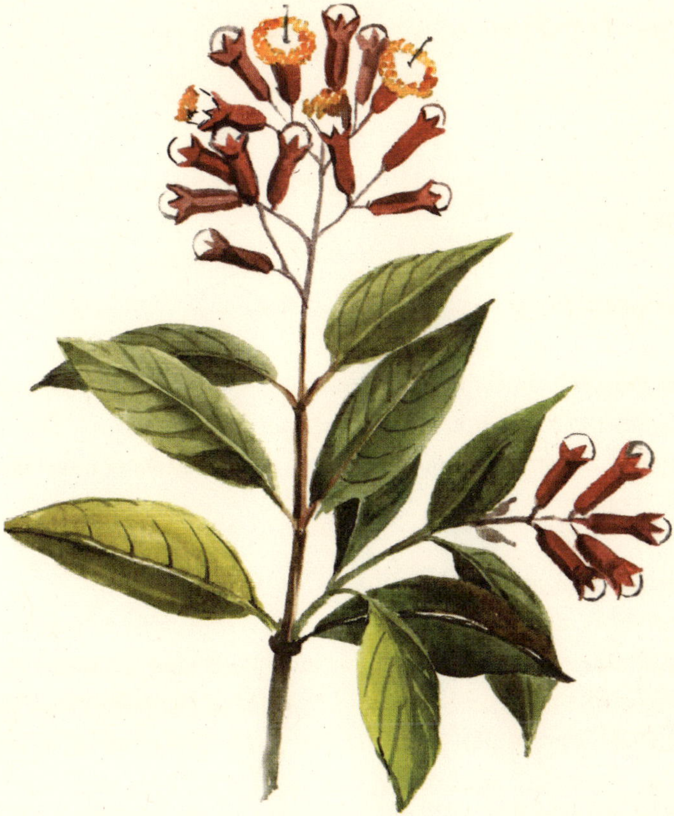

Remarque

Cette huile essentielle ne doit pas être utilisée par les femmes enceintes et allaitantes.

Huile essentielle d'hélichryse italienne

Helichrysum italicum

Ses atouts

• Elle est surnommée l'huile du boxeur, car elle apaise les coups. C'est l'huile essentielle à privilégier en cas de bleus ou d'hématomes.

• Grâce à ses vertus décongestionnantes, elle est également tout indiquée pour stimuler la circulation sanguine, en cas de varices, de phlébite ou de syndrome de Raynaud (les doigts « gèlent », ils deviennent tous blancs, le sang ne circule plus).

• Elle est efficace contre la couperose.

• Elle aide à déstocker les graisses et à lutter contre les vergetures.

Applications pratiques

En cas de couperose : ajoutez 10 gouttes d'HE d'hélichryse italienne dans 100 ml de crème de jour. Appliquez chaque matin sur une peau propre et sèche.

Vous souffrez du syndrome de Raynaud ? Versez 2 gouttes d'HE d'hélichryse italienne sur l'extrémité de vos doigts de main et/ou de pieds et massez-les tout doucement. À faire matin et soir, pendant les périodes « critiques » (en hiver).

En cas de bleu ou de coup : déposez 1 ou 2 gouttes d'HE d'hélichryste pure sur le bleu et massez doucement. Encore mieux, appliquez quelques gouttes du mélange suivant : 10 gouttes d'hélichryse italienne dans 2 cuillères à soupe d'huile végétale d'arnica.

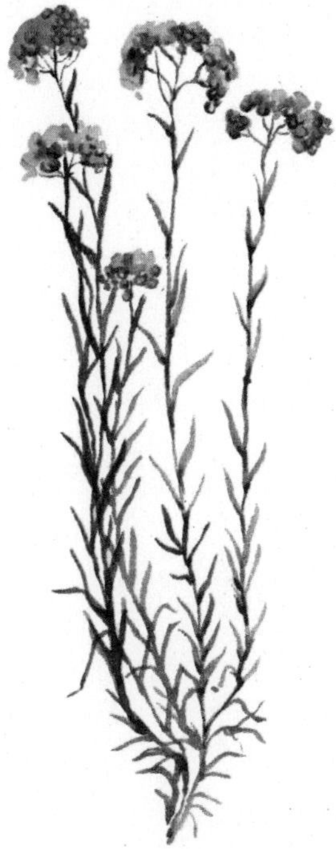

Pour soulager une phlébite : mélangez 2 gouttes d'HE d'hélichryse italienne dans 1 cuillère à soupe d'huile végétale et massez vos jambes en remontant des chevilles aux genoux.

Remarque

L'hélichryse italienne est plus connue sous le nom d'immortelle. Une fois séchées, ses fleurs ont la réputation de se conserver très longtemps.

Huile essentielle d'hysope officinale couchée

Hyssopus officinalis decumbens

Ses atouts

• Expectorante, elle aide à fluidifier les sécrétions et à dégager les voies respiratoires en cas d'asthme, de bronchite asthmatiforme, de bronchite chronique ou de sinusite.

• Elle est également très efficace contre les virus.

• Puissant stimulant du système nerveux sympathique, elle calme les angoisses, les sentiments d'oppression et les déprimes.

Applications pratiques

Pour assainir la peau : ajouter 2 à 3 gouttes d'HE d'hysope officinale couchée dans un bol d'eau chaude. Placez votre visage au-dessus, un linge posé sur votre tête et restez-y deux à trois minutes.
Pour dégager les bronches : diluez 2 gouttes d'HE d'hysope officinale couchée dans 1 cuillère à soupe d'huile végétale. Appliquez en légers massages sur le plexus solaire.
En cas de déprime ou d'angoisses : appliquez ce même mélange en massant le long de la colonne vertébrale. Vous pouvez aussi prendre un bain tiède où vous aurez ajouté ce mélange : 10 gouttes d'HE d'hysope officinale diluées dans 1 cuillère à soupe d'huile végétale (amande douce).

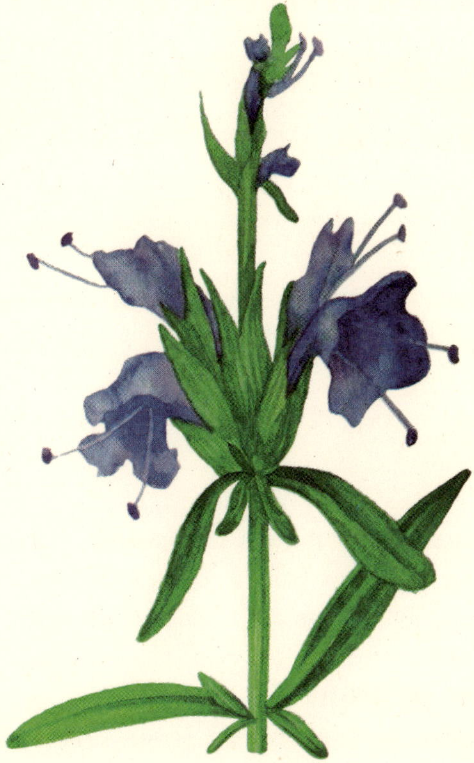

Remarque

Ne confondez surtout pas l'hysope officinale couchée avec une autre variété d'hysope : Hyssopus officinalis ssp officinalis. Cette dernière est toxique pour le système nerveux et provoque l'avortement.

Huile essentielle d'inule odorante

Inula graveolens

Ses atouts

• C'est un puissant mycolitique, c'est-à-dire qu'elle aide à évacuer le mucus (en cas de nez bouché, de toux grasse…).

• Elle soulage aussi toutes les affections de la sphère ORL : laryngite, amygdalite…

• Elle a des vertus antibactériennes et antiseptiques.

• Elle est également indiquée en cas de fatigue cardiaque.

Applications pratiques

En cas de quintes de toux : mélangez 1 goutte d'HE d'inule odorante + 2 gouttes d'HE de cyprès dans 1 cuillère à soupe d'huile végétale. Appliquez en légers massages sur le plexus solaire.

En cas de bronchite chronique ou si vous avez un chat dans la gorge : ouvrez le flacon d'HE d'inule odorante et respirez profondément pendant quelques minutes.

Vous souffrez de fatigue cardiaque ? Diluez 2 gouttes d'HE d'inule odorante dans 1 cuillère à café d'huile végétale et massez le plexus solaire. Dans ce cas, n'hésitez à pas demander conseil à votre médecin ou à un spécialiste en aromathérapie.

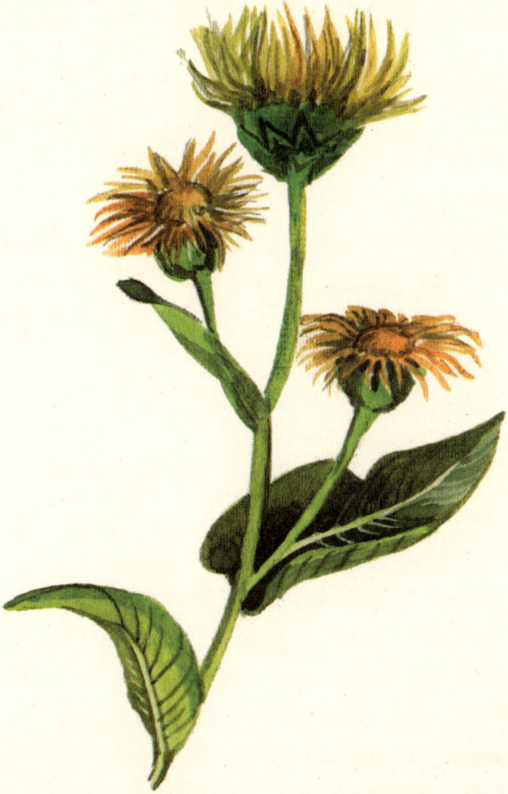

Remarque

Ne confondez pas l'huile essentielle d'inule odorante avec celle d'aunée, qui provient d'une autre variété d'inule, Inula helenium, qui peut se révéler neurotoxique. Par ailleurs, l'utilisation de l'HE d'inule odorante peut, en début de traitement, provoquer un « choc à l'inule », qui se traduit par une augmentation des symptômes (écoulement nasal accru). C'est temporaire et tout à fait normal ! Dans tous les cas, respectez bien les dosages et, au moindre doute, demandez conseil à un spécialiste.

Huile essentielle de jasmin

Jasminum grandiflorum

Ses atouts

• C'est une huile essentielle tranquillisante : elle apaise le corps et l'esprit, les états de déprime passagère, calme les insomnies, prépare au sommeil… À conseiller dans des cas de tension extrême, de choc émotionnel…

• Sur la peau, elle fait des miracles : elle atténue les rides et les ridules, calme l'acné, accélère la cicatrisation…

Applications pratiques

Envie d'un vrai moment de détente ? Diluez 1 goutte d'HE de jasmin dans 1 cuillère à soupe d'huile végétale, et versez ce mélange dans l'eau du bain. Restez-y une dizaine de minutes en profitant de son parfum… L'astuce : portez-la comme un parfum ! Une seule goutte, déposée derrière le lobe de l'oreille, suffit.

En cas de stress intense, de choc : ouvrez le flacon d'HE de jasmin et respirez profondément. Fatigué ? Diluez 2 gouttes d'HE de jasmin dans 1 cuillère à soupe d'huile végétale. Massez-vous la plante des pieds (attention à ne pas glisser en vous relevant !) ou le plexus solaire.

Pour créer une ambiance sensuelle : versez dans votre diffuseur 4 gouttes d'HE de jasmin + 4 gouttes d'HE de bois de rose + 4 gouttes d'HE de bergamote. Laissez-le fonctionner 4 à 5 minutes.

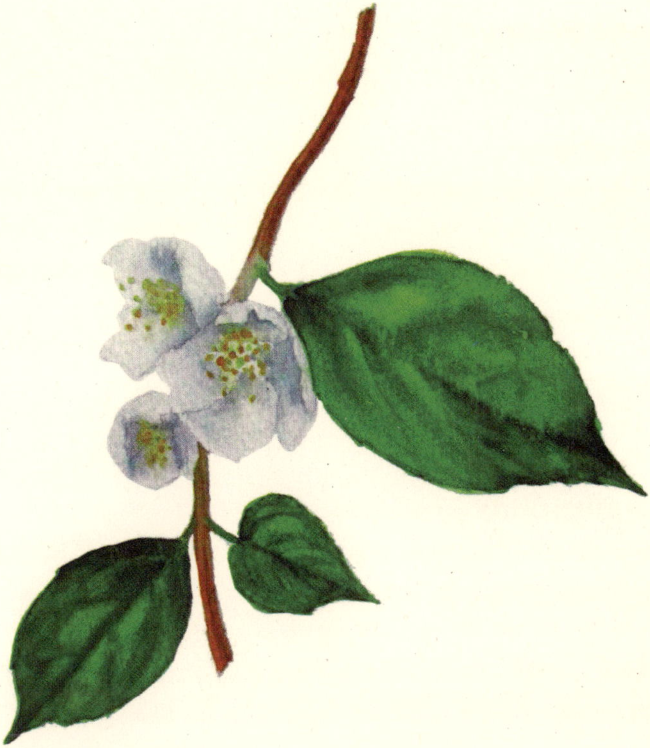

Remarque

L'huile essentielle de jasmin doit en fait être appelée « absolue » car elle est obtenue par extraction alcoolique. Il faut environ 1 000 kg de fleurs pour avoir 1 kg d'absolue. C'est ce qui explique son prix élevé : comptez environ 60 € les 5 ml ! Cette HE est déconseillée pendant toute la grossesse.

Huile essentielle de khella

Ammi visnaga

Ses atouts

• C'est un antispasmodique puissant.

• Grâce à son action dilatatrice sur les bronches, elle est notamment efficace en cas de crise d'asthme.

• Elle a des propriétés anticoagulantes.

Applications pratiques

En cas de crise d'asthme : diluez 2 à 3 gouttes d'HE de khella dans ½ cuillère à café d'huile végétale et appliquez sur le thorax en légers massages.

Si vous souffrez d'une colite spasmodique ou d'une colique néphrétique : diluez 2 à 3 gouttes d'HE de khella dans quelques gouttes d'huile végétale. Appliquez en légers massages sur l'abdomen (colite spasmodique) ou dans le bas du dos et le long de la colonne vertébrale (colite néphrétique).

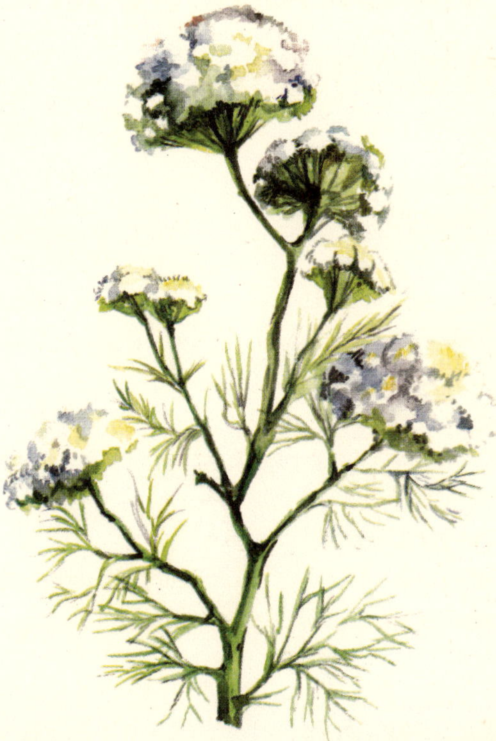

Remarque

Cette huile essentielle ne doit pas être utilisée pendant la grossesse et durant l'allaitement ainsi que chez les jeunes enfants.
Elle est photosensibilisante : il ne faut pas s'exposer au soleil pendant les deux heures qui suivent l'application. Sur les peaux sensibles, elle peut provoquer une réaction allergique. Pensez à la tester sur un petit carré de peau avant utilisation et employez-la toujours diluée dans une huile végétale.

Huile essentielle de laurier noble

Laurus nobilis

Ses atouts

• C'est un très puissant antimicrobien, actif contre les virus, les bactéries, les champignons… À ce titre, elle est encore plus efficace sur les virus que l'huile essentielle de tea tree (arbre à thé).

• Elle donne du tonus : essentiel pour lutter contre le stress, faciliter la concentration…

• Antispasmodique, elle est tout indiquée pour apaiser les douleurs articulaires ou musculaires, les rhumatismes, les névralgies…

Applications pratiques

Pour faire le plein d'énergie le matin : diluez 5 à 6 gouttes d'HE de laurier noble dans 1 cuillère à soupe d'huile végétale, versez dans l'eau du bain (pas trop chaude pour ne pas vous endormir !).

En cas de grippe : associez-la aux HE d'eucalyptus radiata et de ravintsara. Comptez 10 gouttes de chaque à diluer dans 100 ml d'huile végétale. À appliquer en massage sur le thorax.

En cas de bronchite ou de sinusite : diluez 2 à 3 gouttes d'HE de laurier noble dans un bol d'eau chaude et inhalez ce mélange pendant 1 ou 2 minutes.

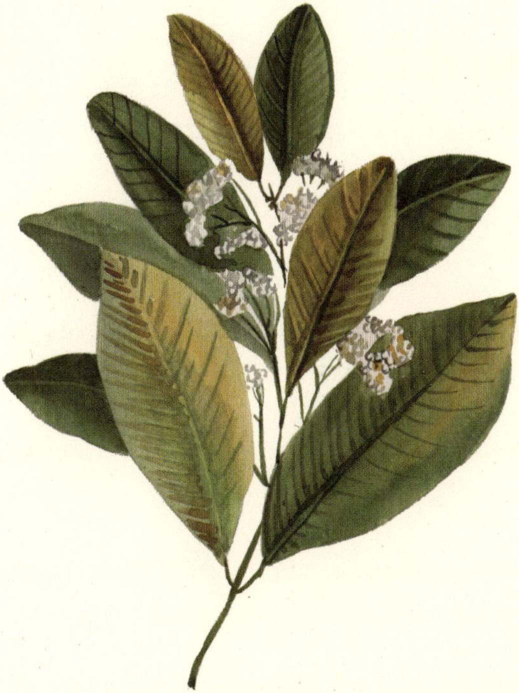

Contre les rhumatismes : mélangez 10 gouttes d'HE de laurier noble dans 100 ml d'huile végétale d'arnica. Massez doucement.

Remarque

L'HE de laurier noble est très efficace : elle s'utilise à toutes petites doses et sur de courtes durées. Attention, elle peut se révéler irritante sur certaines peaux sensibles. Faites un test en déposant 1 goutte au creux du coude, afin de vérifier sa tolérance.

Huile essentielle de lavande aspic

Lavandula spica/Lavandula latifolia cineolifera

Ses atouts

• Antitoxique et cicatrisante, c'est l'huile essentielle des petites urgences, à toujours avoir dans sa trousse à pharmacie : elle apaise les brûlures, les coups de soleil ainsi que les piqûres d'insectes et les morsures d'animaux.

• Elle est également efficace en cas de sinusite, de bronchite, de rhume, de quintes de toux…

• Grâce à ses vertus cicatrisantes, elle est indiquée en cas d'acné ou de crevasses.

• Elle soulage les douleurs articulaires, musculaires mais aussi les migraines, les zonas ou les rages de dents.

• En diffusion, elle a des vertus calmantes.

Applications pratiques

Contre l'acné : diluez 5 gouttes d'HE de lavande aspic + 5 gouttes d'HE de tea tree + 3 gouttes d'HE de laurier noble dans 2 cuillères à café d'huile de jojoba. Appliquez sur les boutons en évitant le contour des yeux.

SOS brûlure ou piqûre : appliquez 2 ou 3 gouttes d'HE de lavande aspic sur la zone concernée. Si la brûlure est très étendue, consultez un médecin. Vous souffrez d'un zona ? Mélangez 10 gouttes d'HE de lavande aspic dans

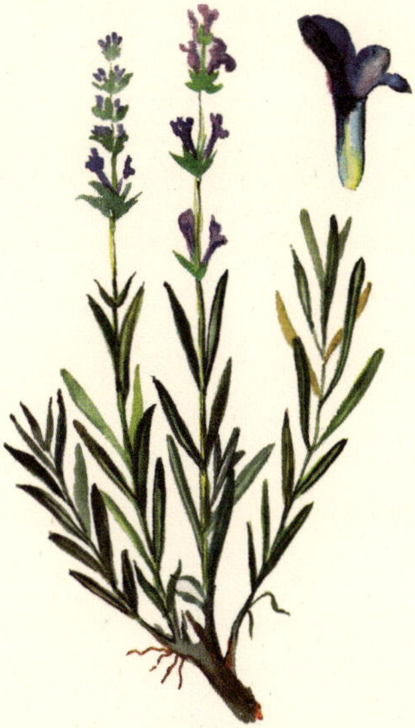

3 cuillères à soupe d'huile végétale. Appliquez un peu de cette préparation sur la zone douloureuse.

Coup de soleil ? Appliquez 2 à 3 gouttes d'HE de lavande aspic directement sur la peau. À renouveler plusieurs fois dans la journée. En cas de nervosité : versez quelques gouttes d'HE de lavande aspic dans votre diffuseur électrique, et mettez-le en marche de 2 à 3 minutes.

Remarque

Il existe plus d'une dizaine de variétés différentes d'huiles essentielles de lavande. Si la lavande aspic est la plus efficace contre toutes les piqûres et brûlures, la plus courante – et la plus polyvalente – reste la lavande vraie ou lavande officinale.

Huile essentielle de lavande vraie (ou lavande officinale)

Lavandula vera/Lavandula officinalis

Ses atouts

• Elle atténue aussi bien les problèmes de peau, de circulation que la digestion.

• Antidouleur, elle est efficace contre les contractures, les migraines…

• Antiseptique et antibactérienne, elle désinfecte parfaitement et favorise la cicatrisation.

• Elle a des vertus relaxantes.

• Dans la maison, elle repousse les insectes et les mites.

Applications pratiques

Pour vous relaxer : diluez 10 à 12 gouttes d'HE de lavande vraie dans 1 cuillère à soupe d'huile végétale. Versez dans le bain tiède et restez-y une dizaine de minutes.

En cas de rhume, de bronchite, de mal de gorge, etc. : versez 5 à 6 gouttes d'HE de lavande vraie dans un bol d'eau chaude. Mettez votre visage par-dessus, posez un linge sur votre tête et respirez profondément pendant 2 minutes.

Contre les crampes, les contractures… : diluez 5 gouttes d'HE de lavande vraie dans 1 cuillère à soupe d'huile végétale et massez les zones douloureuses.

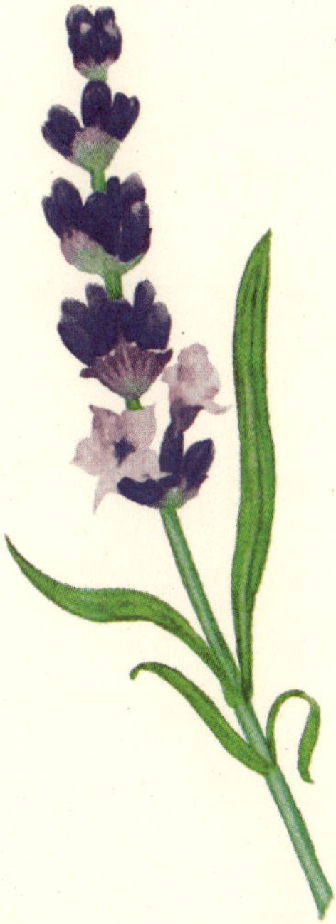

Problème pour s'endormir ? Diffusez quelques gouttes d'HE de lavande vraie dans la chambre, avant le coucher.

En cas d'ampoule : appliquez 1 goutte d'HE de lavande vraie, 3 fois par jour.

Pour éviter les mites : versez quelques gouttes d'HE de lavande vraie sur un galet, un morceau de tissu ou de bois et posez-le dans votre armoire à linge.

Remarque

C'est l'huile essentielle la plus polyvalente !

Huile essentielle de lavandin

Lavandula burnatii

Ses atouts

• C'est l'huile essentielle à privilégier en cas de crampes ou de contractures.

• Elle est également efficace en cas de mal de tête ou de migraine.

• Elle peut être à la fois sédative (à faible dose) ou tonifiante (à haute dose).

Applications pratiques

Pour se détendre après un effort musculaire : diluez 10 gouttes d'HE de lavandin dans 1 cuillère à soupe d'huile végétale. Versez dans l'eau du bain et plongez-y pour une dizaine de minutes. Cela apaise les muscles, mais aussi l'esprit !

En cas de crampe : appliquez 2 à 3 gouttes d'HE de lavandin super et massez doucement. Pour apaiser la migraine : 1 goutte d'HE de lavandin super sur la tempe. À renouveler plusieurs fois par jour.

Coup de mou ? Ouvrez le flacon d'HE de lavandin super et prenez une dizaine de respirations lentes et profondes.

Pour se protéger contre les poux : chaque matin, déposez 1 goutte d'HE de lavandin super à la base des cheveux.

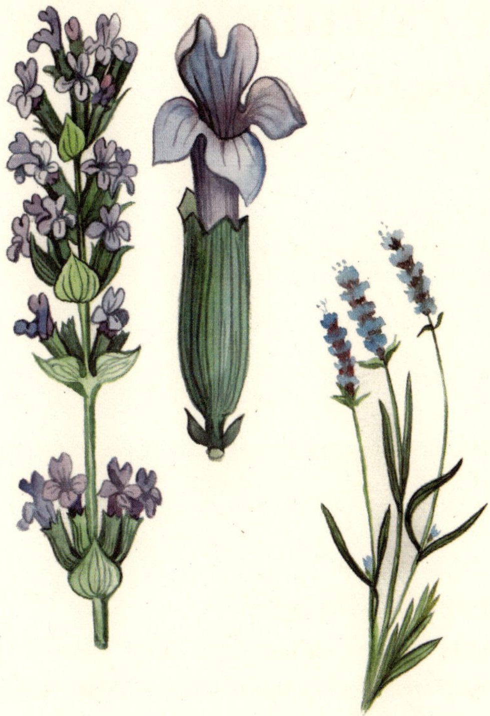

Pour parfumer la maison : dans votre diffuseur, mélangez 10 gouttes d'HE de lavandin super + 5 gouttes d'HE d'orange douce. Idéal le soir pour se déstresser et se préparer au sommeil…

Remarque

Le lavandin super résulte du croisement de la lavande vraie et de la lavande aspic. Son huile essentielle est la moins chère des trois. Voilà pourquoi c'est elle qui parfume de nombreux produits cosmétiques et d'entretien du commerce.

Huile essentielle de lédon du Groenland

Ledum groenlandicum

Ses atouts

• Elle favorise le drainage et la régénérescence du foie.

• C'est une huile essentielle excellente pour rééquilibrer le système nerveux. Elle est, par exemple, indiquée en cas de stress intense. Elle calme la mauvaise humeur, la nervosité, l'irritabilité, la déprime et permet de retrouver le sommeil.

Applications pratiques

Problème de foie ? Déposez 2 gouttes d'HE de lédon du Groenland sur un petit sucre (ou diluez-les dans 1 cuillerée de miel) et avalez. À renouveler deux fois par jour. Vous souffrez d'insomnie ? Déposez 1 à 2 gouttes d'HE de lédon du Groenland sur l'oreiller.

En cas de nervosité, d'irritabilité ou de stress : mélangez 3 gouttes d'HE de lédon du Groenland dans ½ cuillère à café d'huile végétale et massez le plexus solaire. Vous pouvez également la respirer au flacon en prenant 3 à 4 grandes inspirations.

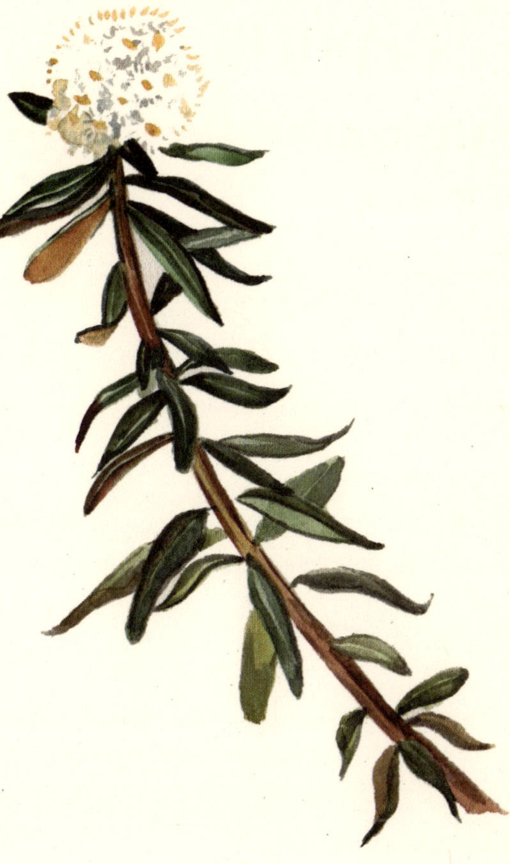

Remarque

L'huile essentielle de lédon du Groenland est interdite pendant toute la durée de la grossesse et de l'allaitement, ainsi qu'aux enfants jusqu'à 6 ans. Elle est également déconseillée aux personnes qui prennent des médicaments pour fluidifier le sang. Attention : cette huile essentielle est assez chère, comptez environ 15 € pour 1 ml !

Huile essentielle de lemongrass flexuosus

Cymbopogon flexuosus

Ses atouts

• Cette huile essentielle est un excellent vasodilatateur : elle est donc préconisée pour améliorer la circulation sanguine en cas de jambes lourdes, de maladie des artères…

• Elle apaise de nombreux troubles d'origine digestive : flatulences, coliques, digestion lente… Elle est utile également en cas d'insuffisance hépatique.

• Elle est efficace sur la cellulite et les vergetures.

• En diffusion, elle élimine les mauvaises odeurs et désinfecte l'air ambiant.

• Elle apaise les tensions nerveuses.

Applications pratiques

En massage anticellulite : diluez 4 gouttes d'HE de lemongrass flexuosus dans 1 cuillère à soupe d'huile de macadamia et massez longuement et énergiquement le ventre, les hanches et les fesses. À faire matin et soir pendant plusieurs semaines.

En cas de troubles digestifs : diluez 1 goutte d'HE de lemongrass flexuosus dans 1 cuillère à café de miel et avalez après les repas.

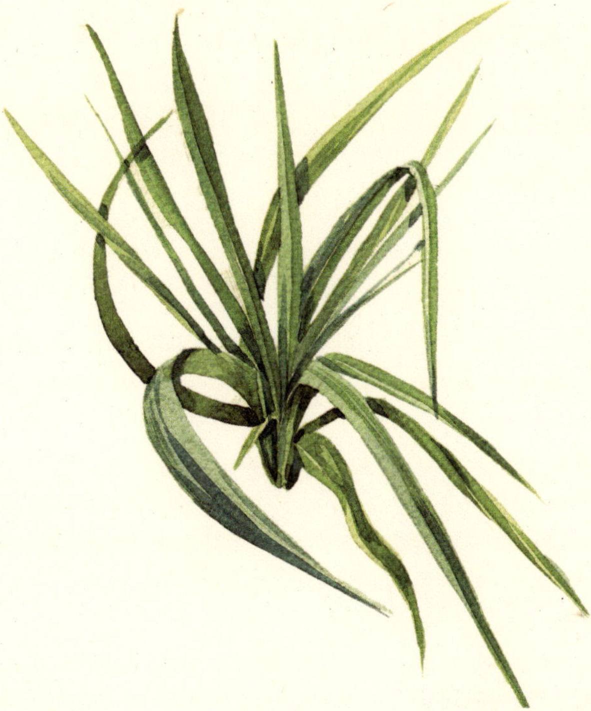

Pour éliminer les mauvaises odeurs : versez quelques gouttes d'HE de lemongrass flexuosus dans votre diffuseur et mettez-le en marche quelques minutes. Vous pouvez y associer par exemple quelques gouttes d'HE de menthe poivrée

Remarque

Cette huile essentielle se rapproche beaucoup de l'huile essentielle de lemongrass citratus (Cymbopogon citratus) : ses composants sont quasiment identiques. En revanche, ne la confondez pas avec l'huile essentielle de citronnelle (Cymbopogon nardus). Elle peut être irritante pour la peau : ne l'utilisez pas pure, mais toujours diluée dans une huile végétale.

Huile essentielle de lime (ou limettier vrai ou citron vert)

Citrus aurantifolia

Ses atouts

• Antibactérienne, elle est efficace en cas de rhume, de maux de gorge, de bronchite, de grippe… Elle aide également à retrouver sa voix.

• Elle est excellente pour favoriser la digestion.

• Cette huile essentielle a des propriétés adoucissantes et astringentes. Elle est donc parfaite pour embellir les peaux grasses, pour éclaircir le teint…

• Grâce à ses vertus calmantes, elle est indiquée pour lutter contre l'anxiété, le stress, la nervosité…

• C'est également une bonne alliée contre les insomnies et les troubles digestifs d'origine nerveuse.

Applications pratiques

Si vous avez la peau grasse, faites un masque avec 2 cuillères à soupe d'argile verte + 1 cuillère à soupe d'huile de noisette + 1 goutte d'HE de lime. Ajoutez un peu d'eau de manière à obtenir une pâte épaisse. Appliquez-la sur le visage en évitant le contour des yeux et laissez poser 10 minutes avant de rincer.

En cas de stress, de nervosité ou d'insomnie : diluez 3 gouttes d'HE de lime dans une cuillère à soupe de base pour le bain et versez dans l'eau. Le soir,

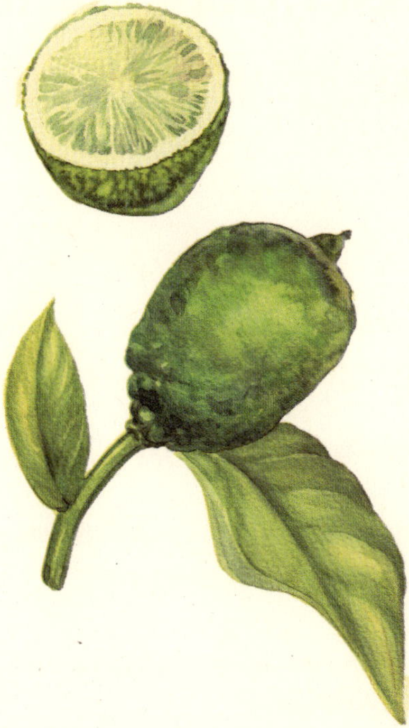

restez dans votre bain 10 à 15 minutes et détendez-vous.

Perte de voix ? Diluez 1 goutte d'HE de lime dans ½ verre d'eau tiède et gargarisez-vous avec cette préparation. À faire deux à trois fois dans la journée.

Remarque

Cette huile essentielle ne doit pas être utilisée pendant la grossesse et l'allaitement ainsi que chez les enfants. Elle est photosensibilisante : ne vous exposez pas au soleil dans les deux heures qui suivent l'application. Attention : elle peut se révéler irritante pour certaines peaux sensibles. Faites un test sur un petit bout de peau. Respectez bien les dosages, notamment pour les applications externes.

Huile essentielle de litsée citronnée

Litsea citrata

Ses atouts

• Calmante, elle est efficace en cas de stress, de déprime, d'insomnies, d'agitation…

• Elle ouvre l'appétit et facilite la digestion.

• Grâce à ses propriétés antibactériennes et antifongiques, elle est utile en cas d'acné, de peau très grasse ou de mycose.

Applications pratiques

En cas de stress ou de déprime : diluez 2 gouttes d'HE de litsée citronnée dans 1 cuillère à soupe d'huile végétale. Appliquez 1 à 2 gouttes de ce mélange sur la face interne du poignet dès que le besoin s'en fait sentir.

Manque d'appétit, digestion difficile ? Diluez 2 à 3 gouttes d'HE de litsée citronnée dans 25 ml d'huile végétale et appliquez-en quelques gouttes sur l'abdomen en légers massages.

Vous souffrez d'une mycose cutanée ? Diluez 2 gouttes d'HE de litsée citronnée dans une demi-cuillère à café d'huile d'amande douce et appliquez sur la zone concernée.

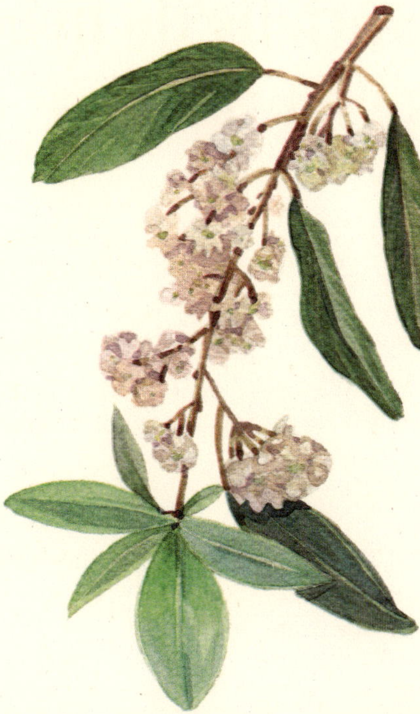

Pour assainir l'air de la maison et apporter un sentiment de détente : versez 10 gouttes d'HE de litsée citronnée dans votre diffuseur électrique et mettez-le en marche 5 minutes. Vous pouvez y associer quelques gouttes d'HE de mandarine.

Remarque

Attention, cette huile essentielle peut être très irritante : employez-la toujours diluée dans une huile végétale et évitez de l'utiliser en application si vous avez la peau très sensible. Elle est par ailleurs déconseillée chez les enfants et pendant la grossesse.

Huile essentielle de livèche (ache des montagnes)

Levisticum officinale

Ses atouts

• Cette huile essentielle aide le foie à jouer son rôle de détoxication. Voilà pourquoi elle est utile pour soulager de nombreux petits maux qui sont liés à un dysfonctionnement de cet organe : teint brouillé, problèmes de peau…

• Grâce à ses propriétés antitoxiques, elle est aussi particulièrement efficace en cas d'intoxication alimentaire.

• Elle est indiquée dans la lutte contre le psoriasis.

• Elle a aussi des vertus tonifiantes, utiles en cas de fatigue nerveuse.

Applications pratiques

Teint terne ? Petits boutons ? Prenez 1 goutte d'HE de livèche diluée dans 1 petite cuillère à café de miel, deux fois par jour, après les repas.

En cas d'intoxication alimentaire, de problème hépatique, de digestion lente : déposez 1 goutte d'HE de livèche sur un petit sucre et avalez avant le repas. Vous pouvez aussi la diluer dans 1 petite cuillère à café de miel ou d'huile végétale (huile d'olive par exemple).

En cas de psoriasis : diluez 3 gouttes d'HE de livèche dans 1 cuillère à café d'huile végétale et appliquez sur les zones concernées.
Petit coup de blues ou de fatigue ? Diluez 3 gouttes d'HE de livèche dans

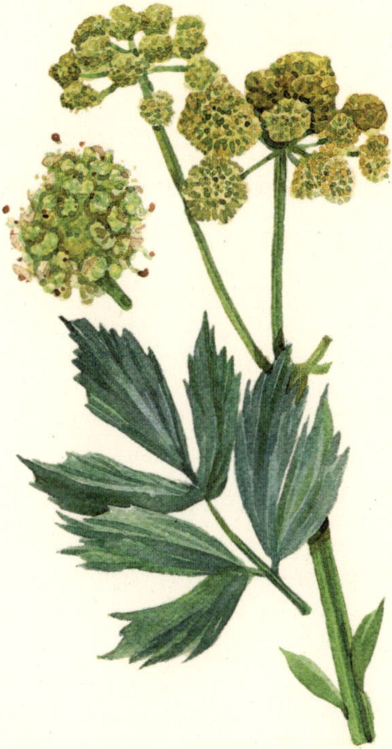

1 cuillère à café d'huile végétale et massez le thorax.

Remarque

Cette huile essentielle ne doit pas être utilisée chez les enfants ainsi que pendant la grossesse et l'allaitement.

Attention également à ne pas l'utiliser sur la peau de façon prolongée ou avant une exposition au soleil, car elle peut être photosensibilisante.

Huile essentielle de mandarine

Citrus reticulata var. mandarin/Citrus nobilis var. deliciosa

Ses atouts

• Elle rééquilibre le système nerveux : elle calme les angoisses, lutte contre l'agitation et a des vertus sédatives.

• C'est également un bon tonique digestif et une alliée en cas de nausées.

• Comme toutes les huiles essentielles d'agrumes, elle a des vertus anti-cellulite.

Applications pratiques

Pour lutter contre la cellulite : mélangez 3 à 4 gouttes d'HE de mandarine dans 1 cuillère à soupe d'huile végétale de macadamia. Matin et soir, massez les zones concernées (ventre, fesses, hanches). Vous pouvez aussi l'associer à de l'HE de pamplemousse (2 gouttes de chaque).

En cas d'agitation, de difficulté à s'endormir : diluez 2 gouttes d'HE de mandarine dans 1 cuillère à café d'huile végétale. Massez le dos, le plexus solaire et la plante des pieds.

Pour lutter contre la nausée : diluez 2 gouttes d'HE de mandarine dans 1 cuillère à café de miel, et avalez. À prendre 3 fois par jour.

Contre le mal des transports : ouvrez le flacon d'HE de mandarine et respirez profondément dès que le besoin s'en fait sentir.

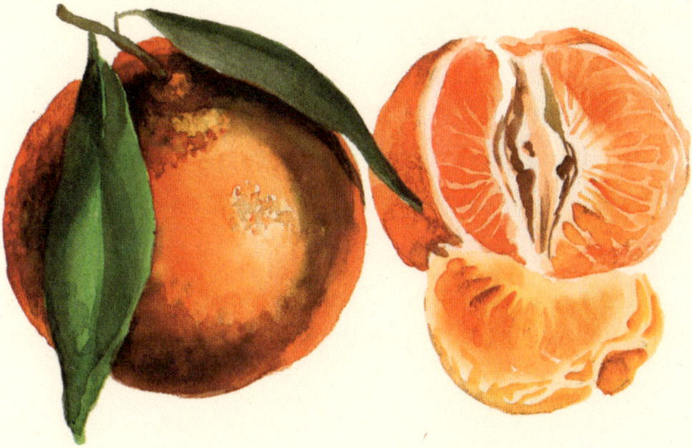

Pour parfumer la maison (et apaiser les tensions) : versez quelques gouttes d'HE de mandarine dans votre diffuseur électrique et mettez-le en marche quelques minutes.

Remarque

Comme toutes les huiles essentielles d'agrumes, l'HE de mandarine est photosensibilisante. Ne l'appliquez pas sur la peau avant d'aller au soleil !

Huile essentielle de manuka

Leptospermum scoparium

Ses atouts

• Cette huile essentielle est un antiseptique très puissant : elle est active à la fois sur les bactéries, les virus et les champignons. Sur certains germes, elle est jusqu'à 20 fois plus efficace que l'huile essentielle issue de l'arbre à thé (ou tea tree) qui est sa principale « rivale ».

• Elle agit également sur les défenses immunitaires en les renforçant.

Applications pratiques

En cas d'infection cutanée, de brûlure ou de verrue, déposez 1 goutte d'HE de manuka pure sur la lésion.

En cas d'infection respiratoire (rhume, bronchite) : diluez 2 gouttes d'HE de manuka dans 1 cuillère à soupe d'huile végétale et massez le thorax et le haut du dos.

Pour soulager le pied d'athlète (mycose) : mélangez 5 gouttes d'HE de manuka dans une poignée de gros sel. Versez le tout dans une bassine d'eau tiède et trempez-y vos pieds pendant 15 minutes. Rincez et séchez soigneusement.

Pour une haleine fraîche ou pour prévenir les gingivites : diluez 2 gouttes d'HE de manuka dans un verre d'eau tiède que vous utiliserez pour vous rincer la bouche.

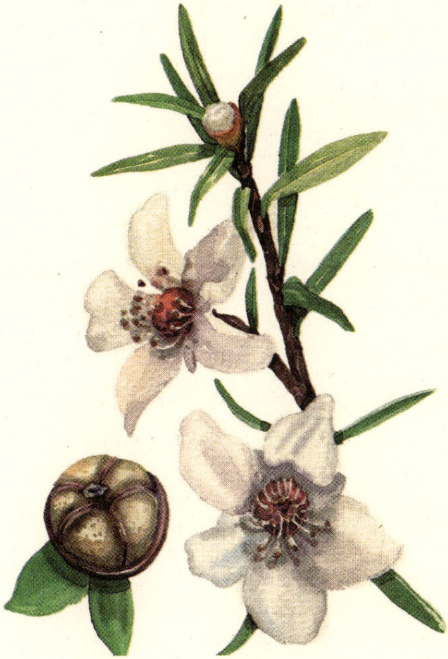

Pour purifier l'air ambiant : versez quelques gouttes d'HE de manuka dans votre diffuseur électrique et mettez-le en route quelques minutes.

Remarque

On confond souvent l'huile essentielle de manuka (Leptospermum scoparium) et l'huile essentielle de tea tree ou arbre à thé (Melaleuca alternifolia). En effet, en français, le terme de tea tree a été attribué à de nombreux végétaux de la même famille : les Myrtacées. Mais en termes de botanique, tea tree ne désigne que Melaleuca alternifolia. Cette huile essentielle est déconseillée pendant la grossesse et l'allaitement.

Huile essentielle de marjolaine

Origanum marjorana

Ses atouts

• Calmante, elle est irremplaçable pour apaiser tous les troubles d'origine nerveuse : hypertension, anxiété, stress, névralgies, difficultés respiratoires, sautes d'humeur… Elle est aussi indiquée en cas de libido trop active !

• Elle favorise l'endormissement et améliore la qualité du sommeil.

• Elle est également efficace contre les champignons et les bactéries.

Applications pratiques

En cas de rhume : versez 8 à 10 gouttes d'HE de marjolaine dans un bol d'eau chaude et faites des inhalations pendant quelques minutes.

Insomnies régulières ? Avalez 2 gouttes d'HE de marjolaine diluées dans 1 cuillère à café de miel, avant de vous coucher.

Vous souffrez de crises d'angoisse ? Déposez 2 gouttes d'HE de marjolaine sur la plante des pieds et massez.

En cas de contracture liée au stress : diluez 2 gouttes d'HE de marjolaine dans 1 cuillère à soupe d'huile végétale et massez la zone concernée. Cela fonctionne aussi si vous avez mal à l'estomac : massez en formant de larges cercles.

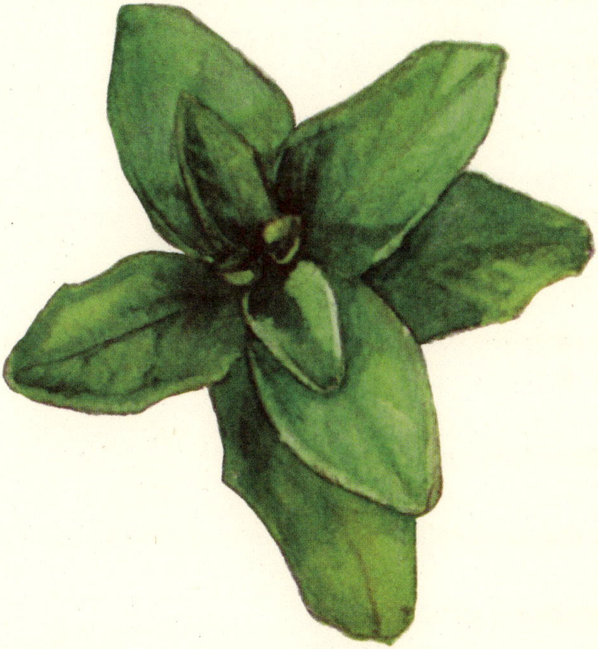

Pour renforcer l'efficacité antibactérienne de votre liquide vaisselle : ajoutez quelques gouttes d'HE de marjolaine dans votre flacon. Comptez 10 à 15 gouttes d'HE pour 500 ml de produit.

Remarque

Ne la confondez pas avec l'huile essentielle de marjolaine sylvestre (Thymus mastichina) ou l'huile essentielle d'origan, dont le nom latin lui ressemble beaucoup : Origanum vulgare.

Huile essentielle de mélisse

Melissa officinalis

Ses atouts

• C'est une excellente alliée contre les insomnies : c'est sa principale indication.

• Elle est également très efficace en cas de stress ou de troubles de l'humeur.

• Elle apaise les crampes digestives.

• En cosmétique, elle a des propriétés anti-âge.

Applications pratiques

Pour lutter contre les signes du temps : ajoutez 1 goutte d'HE de mélisse dans votre dose de crème de jour et massez en évitant le contour des yeux.

En cas d'insomnie : avalez 1 goutte d'HE de mélisse diluée dans 1 cuillère à café de miel. Vous pouvez également composer votre mélange « anti-insomnies» dans un petit flacon : 10 gouttes d'HE de mélisse + 10 gouttes d'HE de verveine citronnée + 10 gouttes d'HE d'orange douce + 10 gouttes d'HE de camomille noble. Absorbez 1 goutte de ce mélange dans 1 cuillère à café de miel chaque soir avant d'aller vous coucher.

Vous êtes stressé ? Diluez 10 gouttes d'HE de mélisse dans 1 cuillère à soupe d'huile végétale. Versez dans l'eau du bain, restez-y une dizaine de minutes.

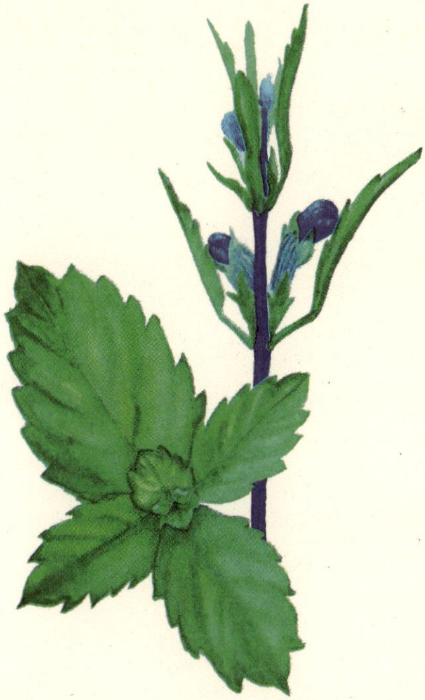

En cas de crampe digestive : déposez 1 goutte d'HE de mélisse sur un sucre et avalez. De préférence le soir, car vous risquez de vous endormir comme un bébé…

Remarque

Le mot mélisse vient d'un mot grec signifiant « abeille » car son parfum doux et citronné a la particularité d'attirer et de retenir cet insecte !

Huile essentielle de menthe bergamote

Mentha citrata

Ses atouts

• Cette huile essentielle a la particularité de mimer les œstrogènes (on dit qu'elle est œstrogènes-like), ce qui lui confère des propriétés antispasmodiques, antidouleur, anti-inflammatoires…

• Elle stimule le foie et le pancréas et est efficace en cas de petits problèmes de digestion (nausées, aérophagie…).

• Elle peut être utile en cas d'impuissance ou de baisse de libido chez l'homme.

• Stimulante, elle est indiquée en cas de fatigue nerveuse, de déprime.

Applications pratiques

En cas de baisse de libido (chez l'homme) : appliquez 1 goutte d'HE de menthe bergamote sur le plexus sacré. À renouveler pendant 10 jours. Problème de digestion ? Prenez 1 goutte d'HE de menthe bergamote sur un comprimé neutre, après le repas.

En cas de fatigue nerveuse : diluez 2 gouttes d'HE de menthe bergamote + 4 gouttes d'HE de marjolaine dans 1 cuillère à soupe d'huile végétale (amande douce) ou de base pour le bain. Versez dans le bain et restez-y une dizaine de minutes.

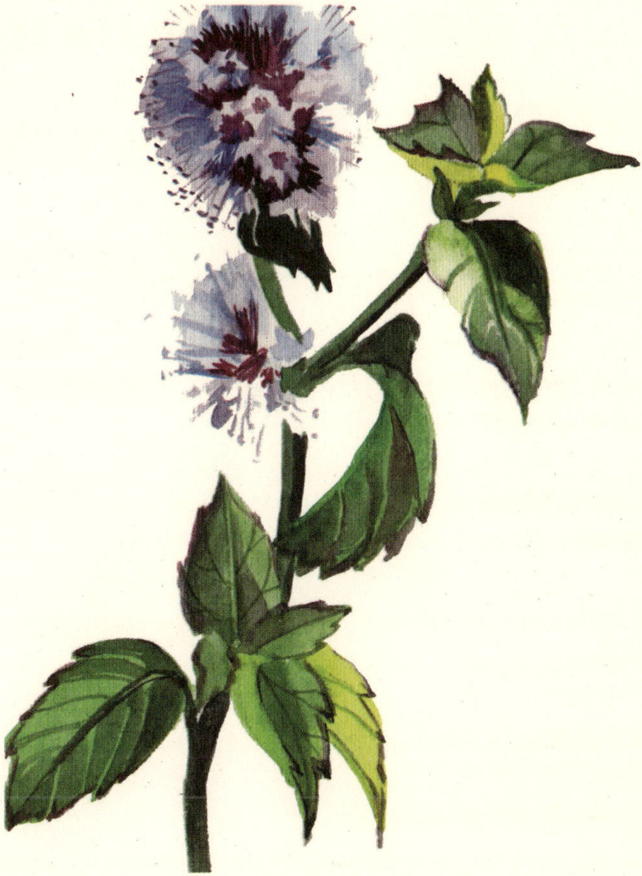

Remarque

Cette huile essentielle ne doit pas être employée chez la femme enceinte et allaitante. Ne la confondez surtout pas avec sa concurrente, dont les applications sont beaucoup plus nombreuses : l'huile essentielle de menthe poivrée (Mentha piperita). Ni d'ailleurs avec l'huile essentielle de bergamote (Citrus aurantium ssp bergamia) qui, elle, est extraite d'un agrume.

Huile essentielle de menthe poivrée

Mentha piperita

Ses atouts

• C'est un excellent anti-douleur : elle est efficace très rapidement en cas de mal de tête ou de migraine grâce à son effet réfrigérant. Elle est également utile en cas de coup, de bleu…

• Elle facilite la digestion, aide à lutter contre les nausées, apaise les douleurs d'estomac.

• Elle a des vertus antiseptiques : elle est efficace contre les bactéries, les virus, les champignons…

• Rafraîchissante et tonifiante, elle peut même se révéler aphrodisiaque.

Applications pratiques

Pour vous rafraîchir : diluez 1 goutte d'HE de menthe poivrée dans 1 cuillère à soupe d'huile végétale, appliquez sur les bras et les jambes pour un coup de frais immédiat.

En cas de mauvaise haleine : faites un bain de bouche avec 1 goutte d'HE de menthe poivrée diluée dans 1 petit verre d'eau. N'avalez pas.

Contre les chocs, les coups, les bleus : déposez 1 goutte d'HE de menthe poivrée sur la zone concernée.

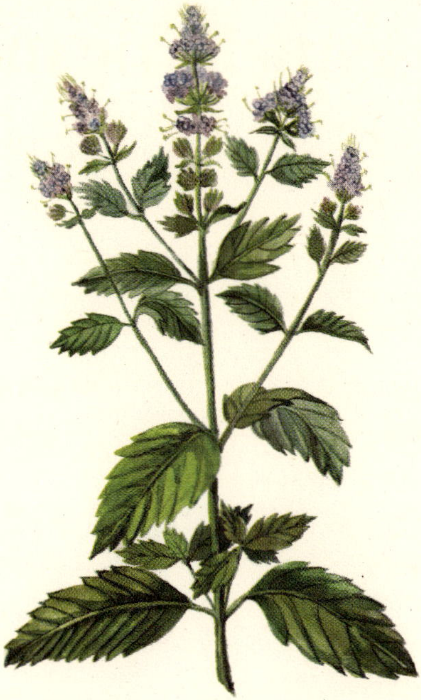

En cas de céphalée : posez 1 goutte d'HE sur la tempe (le plus loin possible des yeux).

En cas de somnolence : avalez 1 goutte d'HE de menthe poivrée sur 1 petit morceau de sucre. Idéal aussi si vous souffrez du mal des transports.

Remarque

Comme les autres huiles essentielles de menthe, elle est interdite chez la femme enceinte pendant toute la durée de la grossesse, ainsi que durant l'allaitement. Elle ne doit pas non plus être utilisée chez les enfants. Elle peut s'avérer dermocaustique : si vous avez la peau sensible, ne l'utilisez pas pure. Dans les autres cas, n'en mettez pas plus d'une goutte en application directe.

Huile essentielle de menthe verte

Mentha spicata

Ses atouts

• Comme l'huile essentielle de menthe poivrée, elle aide à la digestion. Elle tonifie le foie et favorise l'évacuation des gaz.

• Grâce à ses propriétés expectorantes, elle se révèle utile en cas de bronchite ou de grippe.

• Elle a des vertus rafraichissantes qui sont particulièrement appréciées pour soulager les pieds échauffés.

• En cosmétique, elle atténue les petits problèmes de peau et assainit l'épiderme.

• À la fois calmante et tonifiante, elle aide à chasser les idées noires, le stress, la fatigue, le manque de concentration…

Applications pratiques

En cas de bronchite ou de grippe : diluez 2 gouttes d'HE de menthe verte dans 1 cuillère à soupe d'huile végétale et massez doucement le thorax et le dos.

Digestion difficile, ballonnements ? Déposez 1 goutte d'HE de menthe verte sur un morceau de sucre et avalez après le repas.

En cas de stress ou de manque d'inspiration : ouvrez le flacon d'HE de menthe verte et respirez quelques secondes en fermant les yeux. Vous

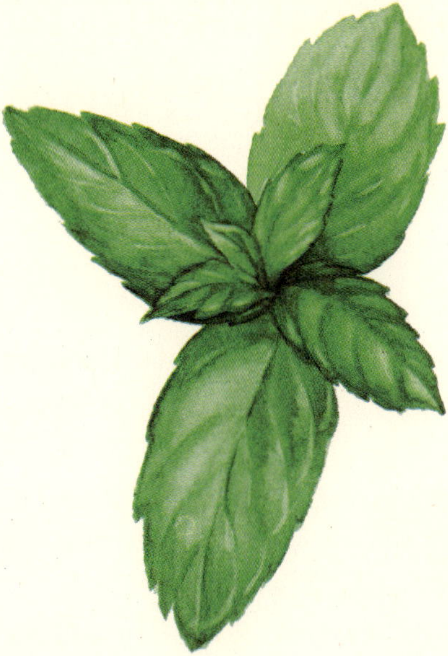

pouvez également diluer quelques gouttes d'HE de menthe verte dans un flacon rempli d'eau et en vaporiser un peu dans la pièce quand le besoin s'en fait sentir.

Sur une petite plaie : diluez 3 gouttes d'HE de menthe verte dans 10 ml d'huile végétale et appliquez quelques gouttes sur une peau propre et sèche.

Remarque

Cette huile essentielle est moins forte que l'huile essentielle de menthe poivrée (Mentha x piperita) : on peut donc l'utiliser en application cutanée (toujours suffisamment diluée dans une huile végétale). Mais attention, comme toutes les huiles essentielles de menthe, elle reste interdite pendant toute la grossesse et l'allaitement ainsi que chez les jeunes enfants.

Huile essentielle de monarde fistuleuse

Monarda fistulosa

Ses atouts

• Cette huile essentielle est un puissant antibactérien et un puissant antiviral. Elle est donc recommandée pour tous les types d'infections ORL, quelle que soit leur origine : rhume, grippe, sinusite, otite…

• C'est un antifongique efficace : elle aide à chasser les champignons responsables des mycoses, du pied d'athlète…

• Elle est également utile en cas de cystite, de vaginite…

• Elle tonifie la peau.

• Elle a aussi une action stimulante, particulièrement utile en cas de fatigue, de baisse de forme, de manque de concentration…

Applications pratiques

En cas de rhume : versez 2 à 3 gouttes d'HE de monarde fistuleuse dans un bol d'eau chaude. Placez une serviette sur votre tête et respirez les vapeurs pendant quelques minutes.
Vous souffrez de sinusite ? Diluez 2 gouttes d'HE de monarde fistuleuse dans quelques gouttes d'huile végétale et massez les sinus.
En cas de cystite, d'infection génitale ou urinaire : diluez 2 gouttes d'HE de monarde fistuleuse dans quelques gouttes d'huile végétale et massez le bas-ventre.

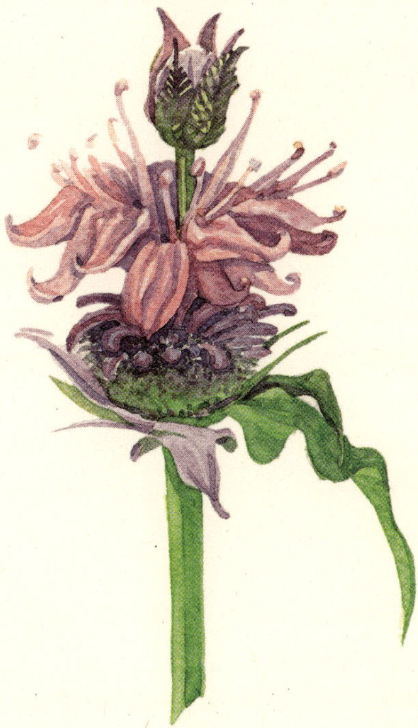

Pour soulager une mycose cutanée : diluez 3 à 4 gouttes d'HE de monarde fistuleuse dans quelques gouttes d'huile végétale et appliquez sur la zone concernée. Renouvelez deux fois par jour.

Remarque

Cette huile essentielle ne demande pas de précautions particulières, mais, comme toutes les huiles essentielles, il est préférable de ne pas l'utiliser pendant les trois premiers mois de la grossesse.

Huile essentielle de muscade

Myristica fragrans

Ses atouts

• Elle facilite la digestion et le transit. À recommander, par exemple, en cas de ballonnements, d'aérophagie, de flatulences ou de diarrhée.

• Elle est indiquée en cas de nausées dues au mal des transports.

• Chauffante, elle soulage les douleurs musculaires, les courbatures, les rhumatismes… Elle permet aussi de lutter contre la fatigue physique et mentale.

Applications pratiques

En cas de problème digestif : diluez 2 gouttes d'HE de muscade dans 1 cuillère à café d'huile végétale et massez-vous l'abdomen. En cas de mal des transports ou de coup de fatigue : respirez l'HE de muscade directement au flacon pendant quelques secondes.
Vous souffrez de crampes ou de courbatures ? Mélangez 3 gouttes d'HE de muscade dans 1 cuillère à café d'huile végétale et massez la zone douloureuse. En cas de fatigue : diluez 3 gouttes d'HE de muscade + 3 gouttes d'HE de romarin dans 1 cuillère à soupe d'huile végétale. Versez dans l'eau du bain et restez-y une dizaine de minutes.
Pour parfumer la maison: versez 5 gouttes d'HE de muscade + 5 gouttes d'HE d'orange douce dans votre diffuseur et mettez-le en marche quelques minutes. Ses notes épicées et boisées sont parfaites en hiver.

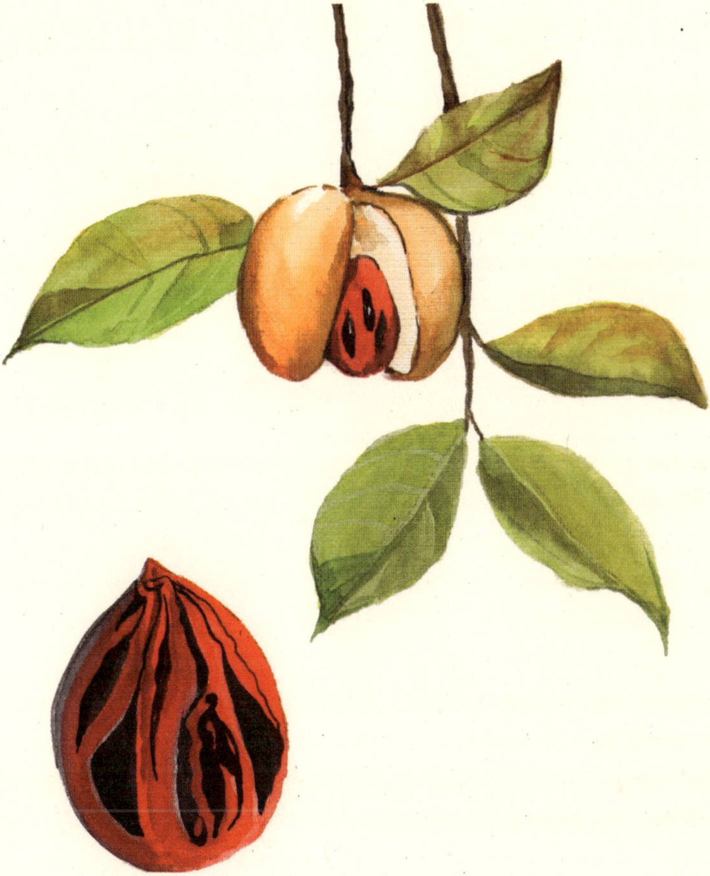

Remarque

Cette huile essentielle est déconseillée aux femmes enceintes, allaitantes et aux enfants. De plus, elle ne s'emploie pas par voie interne sans l'avis d'un spécialiste.

Huile essentielle de myrrhe

Commiphora myrrha* ou *Commiphora molmol

Ses atouts

• Grâce à ses vertus cicatrisantes, cette huile essentielle peut être utilisée pour apaiser toutes les petites blessures : plaies, brûlures, coupures, gerçures… mais aussi les coups de soleil, l'eczéma ou les petites plaies de la bouche (gingivites, aphtes).

• Elle aide à lutter contre les infections (notamment les infections intestinales), les virus et les parasites.

• C'est également un excellent anti-inflammatoire, utile notamment en cas de maux de gorge.

• Elle a aussi des vertus calmantes, en cas de phobie ou en cas de surexcitation sexuelle.

• En diffusion, elle assainit l'air ambiant.

Applications pratiques

Sur les petites blessures : diluez 2 gouttes d'HE de myrrhe dans 1 cuillère à café d'huile végétale et appliquez quelques gouttes sur la zone concernée.
Pour les petits problèmes buccaux : diluez 1 goutte d'HE de myrrhe dans un grand verre d'eau et faites un bain de bouche deux fois par jour.
Pour profiter de ses vertus relaxantes : diluez 2 gouttes d'HE de myrrhe dans 1 cuillère à soupe d'huile végétale et massez le bas du dos.
Pour assainir l'atmosphère : versez 10 gouttes d'HE de myrrhe dans votre diffuseur électrique et mettez-le en marche quelques minutes.

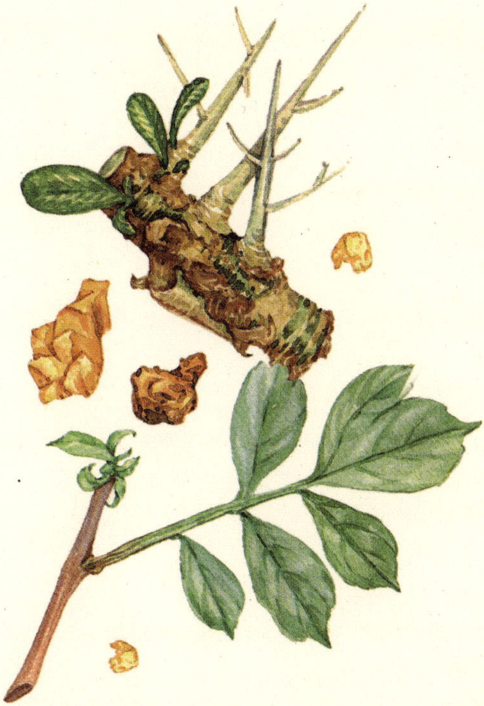

Remarque

L'utilisation de cette huile essentielle est interdite pendant toute la grossesse et l'allaitement, ainsi que chez les enfants.

Huile essentielle de myrte

Myrtus communis cineoliferum

Ses atouts

• Expectorante, elle est recommandée en cas de toux spasmodique, de bronchite, de rhume…

• C'est également un excellent désinfectant de l'air ambiant : elle tue tous les microbes !

• Sur la peau, elle a des vertus tonifiantes et anti-vergetures.

• Elle est légèrement sédative.

Applications pratiques

Pour atténuer les rides : ajoutez 1 goutte d'HE de myrte dans une noisette de crème de jour et appliquez sur la peau en évitant le contour des yeux.

En cas de toux liée au tabac : respirez l'HE de myrte directement au flacon, pendant quelques minutes. Elle peut même inciter certains fumeurs à renoncer à leur cigarette ! Toux grasse ? Avalez 2 gouttes d'HE de myrte diluée dans 1 petite cuillère à café de miel. À renouveler 3 fois par jour.

Pour favoriser le sommeil : diluez 10 gouttes d'HE de myrte dans 1 cuillère à soupe d'huile végétale. Versez dans l'eau du bain et restez-y une dizaine de minutes.

Pour assainir l'air ambiant (quand l'un des membres de la famille est malade, par exemple) : versez dans votre diffuseur 5 gouttes d'HE de myrte

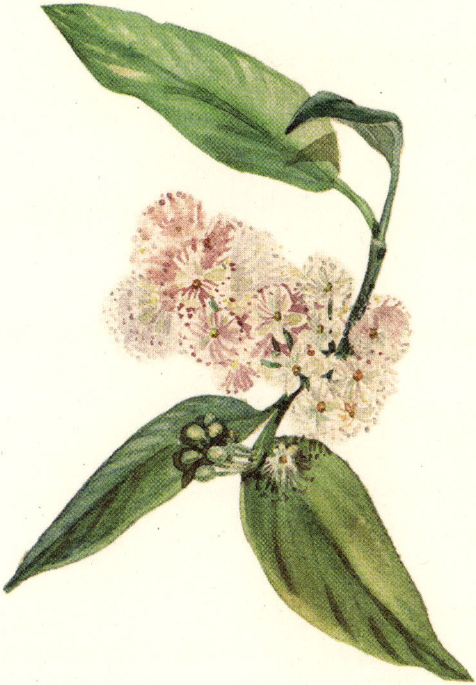

+ 5 gouttes d'HE de pamplemousse + 5 gouttes d'HE d'eucalyptus radié. Mettez-le en marche de 3 à 4 minutes, à renouveler 2 ou 3 fois par jour.

Remarque

Ne confondez pas cette huile essentielle avec celle de myrte rouge (Myrtus communis myrtenylacetatiferum), moins efficace sur le plan respiratoire.

Huile essentielle de nard de l'Himalaya

Nardostachys jatamansi

Ses atouts

• Cette huile essentielle est une précieuse alliée en cas d'émotions fortes ou de stress intense car elle calme les palpitations et la respiration.

• Elle est recommandée en cas de psoriasis.

• Utilisée en cosmétique, elle stimule la pousse des cheveux.

Applications pratiques

Pour stimuler la pousse des cheveux : diluez 2 gouttes d'HE de nard de l'Himalaya dans 1 cuillère à café d'huile végétale (de noisette en cas de cheveux gras, d'amande douce ou d'argan en cas de cheveux secs) et massez le cuir chevelu avant le shampooing. Vous pouvez aussi ajouter dans votre flacon de shampooing habituel (150 ml) 15 gouttes d'huile essentielle de nard + 15 gouttes d'huile essentielle de cèdre de l'Atlas.

En cas de choc émotionnel : déposez 1 goutte d'HE de nard de l'Himalaya sur la face interne de votre poignet et respirez. À faire deux fois par jour. Vous pouvez également utiliser cette huile essentielle dans un diffuseur électrique : versez-en 10 gouttes et mettez en marche 5 minutes. Idéal en fin de journée pour ses vertus calmantes.

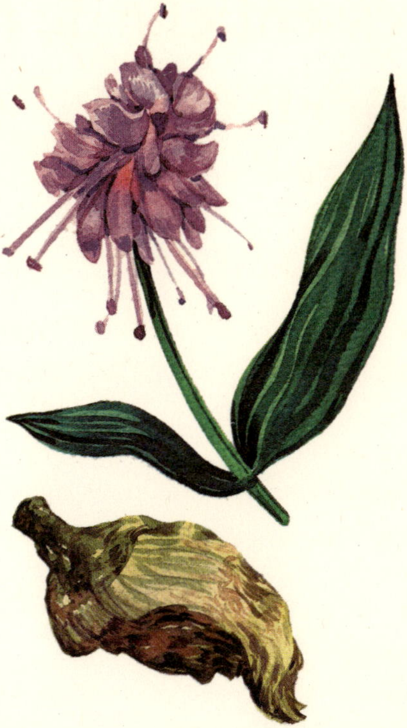

Vous souffrez de psoriasis : diluez 2 à 3 gouttes d'HE de nard de l'Himalaya dans 1 cuillère à soupe d'huile végétale et appliquez en légers massages sur les zones concernées.

Remarque

Cette huile essentielle est assez rare, donc assez chère !

Huile essentielle de néroli (ou fleurs d'oranger)

Citrus aurantium ssp. aurantium (fleurs)

Ses atouts

• C'est l'huile essentielle la plus indiquée pour les troubles nerveux : déprime, nervosité, crise de nerfs… mais aussi anxiété, surmenage, palpitations. Ou même l'agitation chez les enfants.

• Elle est également indiquée en cas d'insomnie ou de troubles du sommeil.

• En cosmétique, elle est recommandée aux peaux sensibles, matures ou sujettes à la couperose.

Applications pratiques

Pour atténuer les rides ou la couperose : ajoutez 1 goutte d'HE de néroli dans une noisette de crème de jour. Massez en évitant le contour des yeux.
En cas d'anxiété, de crise de nerfs : ouvrez le flacon d'HE de néroli et prenez plusieurs inspirations profondes. À renouveler si nécessaire plusieurs fois dans la journée.
En cas de déprime, de surmenage ou d'insomnie : diluez 2 à 3 gouttes d'HE de néroli dans 1 cuillère à soupe d'huile végétale ou de base pour le bain. Versez dans le bain et restez-y une dizaine de minutes.
Vous pouvez également l'utiliser en massage : comptez 5 gouttes d'HE de néroli + 10 gouttes d'HE d'orange douce, à diluer dans 100 ml d'huile d'amande douce. Massez le plexus solaire.

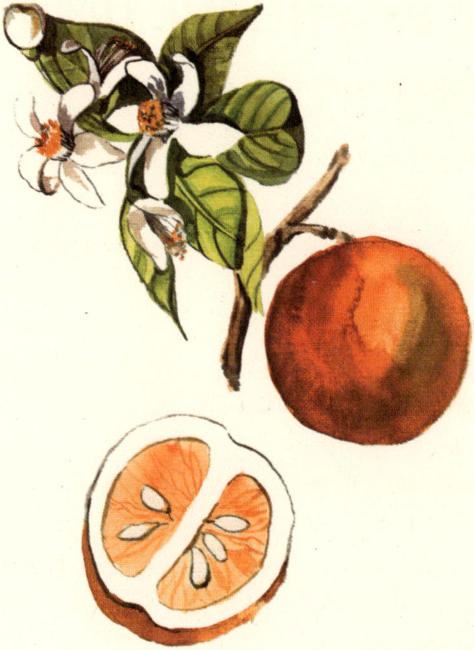

Pour parfumer la maison : ajoutez 5 à 6 gouttes d'HE de néroli dans votre diffuseur électrique et laissez-le fonctionner quelques minutes. À associer par exemple avec de l'HE de géranium ou de lavande officinale.

Remarque

Attention, cette huile essentielle est assez chère : à partir de 50 € les 5 ml.

Huile essentielle de niaouli

Melaleuca quinquenervia

Ses atouts

• Antivirale et anti-infectieuse, elle est indiquée pour toutes les maladies hivernales : grippe, bronchite, rhume… mais aussi sinusite. Elle aide à dégager les bronches et le nez.

• Grâce à ses propriétés antivirales, elle est efficace en cas d'herpès labial.

• Décongestionnante, elle soulage les jambes lourdes et les varices.

• Elle tonifie la peau et aide à lutter contre les vergetures.

• Elle favorise la concentration.

Applications pratiques

Teint terne ou fatigué ? Ajoutez 1 goutte d'HE de niaouli dans une noisette de votre crème de jour et appliquez sur la peau en évitant le contour des yeux.

En cas de bronchite ou de voies respiratoires encombrées : diluez 1 goutte d'HE de niaouli dans 1 cuillère à café d'huile végétale et massez le plexus solaire. Vous pouvez également faire une inhalation avec 4 à 5 gouttes d'HE de niaouli diluées dans un bol d'eau chaude.

En prévention (des maladies respiratoires) : utilisez l'HE de niaouli en diffusion. Versez quelques gouttes dans un diffuseur électrique et laissez-le fonctionner une dizaine de minutes.

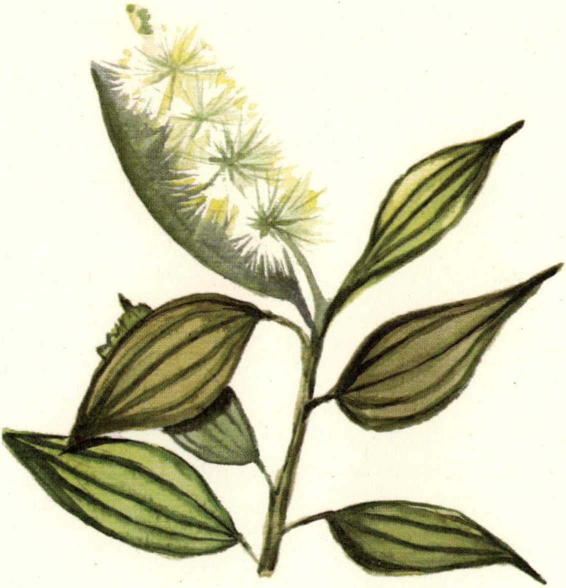

En cas d'herpès labial ou de bouton de fièvre : appliquez 1 goutte d'HE de niaouli pure sur l'herpès. À renouveler entre 3 et 5 fois par jour.

Remarques

Elle peut être irritante si elle est appliquée pure sur la peau. Faites le test en déposant 1 goutte d'HE de niaouli au creux du coude.

Huile essentielle d'orange douce

Citrus sinensis

Ses atouts

• Calmante, elle apaise les angoisses, l'anxiété… et favorise le sommeil.

• On peut aussi l'utiliser en cas de surmenage ou pour favoriser la concentration.

• Elle est également utile en cas de troubles digestifs.

• C'est un bon désinfectant de l'air ambiant.

Applications pratiques

Pour se détendre, le soir : diluez 10 gouttes d'HE d'orange douce dans 1 cuillère à soupe d'huile végétale. Ajoutez dans l'eau du bain et restez-y une dizaine de minutes. Vous pouvez aussi l'associer à de l'HE de lavande officinale et de l'HE de marjolaine. Dans ce cas, comptez 3 gouttes de chaque. En cas de problème de digestion : déposez 1 goutte d'HE d'orange douce sur un petit morceau de sucre, et avalez. À prendre en fin de repas. En cas de surmenage ou de manque de concentration : respirez-la directement au flacon pendant quelques secondes.

Pour désinfecter l'air ambiant (et parfumer la pièce !) : versez quelques gouttes d'HE d'orange douce dans votre diffuseur, et mettez-le en marche pendant 4 à 5 minutes. À renouveler plusieurs fois par jour. Vous pouvez aussi l'associer à de l'HE de pamplemousse.

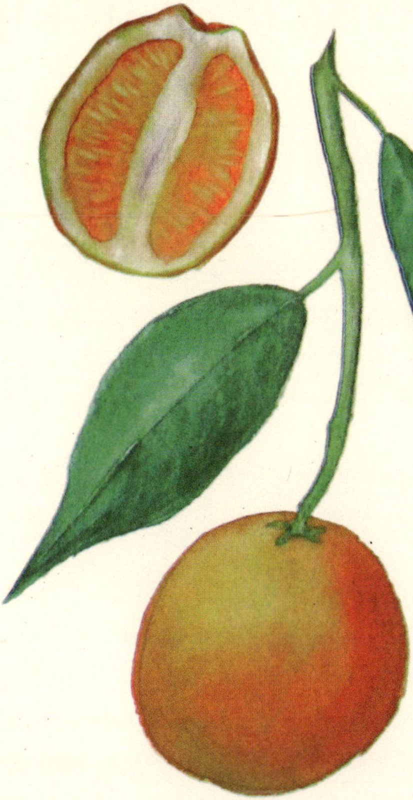

Remarque

Comme toutes les huiles essentielles d'agrumes, celle d'orange douce est photosensibilisante : ne vous exposez pas au soleil juste après application sur la peau (même diluée). Attendez au moins 2 heures. Cette huile essentielle peut également se révéler irritante pour certaines peaux sensibles : faites un test en déposant une goutte au creux du coude.

Huile essentielle d'oranger amer

Citrus aurantium ssp aurantium (feuilles)

Ses atouts

• Elle est idéale en cas de déséquilibre psychique ou affectif : surmenage, soucis, déprime, tristesse, lassitude... Elle calme aussi tous les troubles liés au stress : insomnies, palpitations, brûlures d'estomac, mal au ventre...

• En cosmétique, elle tonifie, raffermit et lutte contre la cellulite.

Applications pratiques

Teint fatigué ? Ajoutez 1 goutte d'HE d'oranger amer dans une noisette de votre crème de jour. Appliquez sur une peau propre et sèche en évitant le contour des yeux. Attention, cette huile peut être photosensibilisante : évitez de vous exposer au soleil dans les deux heures qui suivent.

Pour les peaux matures : diluez 15 gouttes d'HE d'oranger amer + 15 gouttes d'HE de bois de rose dans 100 ml d'huile d'argan. Appliquez quelques gouttes de ce mélange sur une peau propre et sèche, le soir.

Surmenage, stress, angoisses (et tous les troubles liés) ? Diluez 4 à 5 gouttes d'HE d'oranger amer dans 1 cuillère à soupe d'huile végétale. Massez le plexus solaire et le dos. En cas d'insomnie ou de réveil nocturne : respirez-la directement au flacon pendant quelques minutes. Idéal aussi en cas de trac, juste avant un examen ou une audition, par exemple !

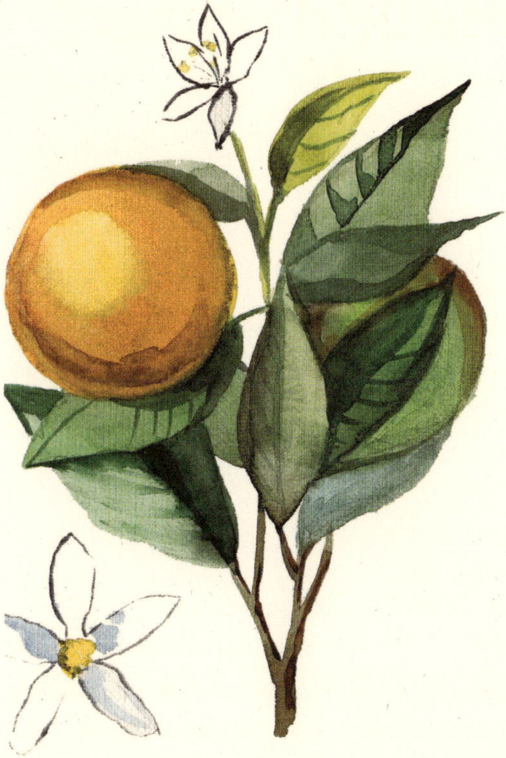

Remarque

Cette huile essentielle est tirée des feuilles de l'oranger amer, aussi appelé bigaradier de Séville. Voilà pourquoi on l'appelle aussi huile essentielle de petit grain bigarade ou huile essentielle de bigaradier.

Huile essentielle d'origan compact

Origanum compactum

Ses atouts

• C'est la plus antiseptique de toutes les huiles essentielles connues ! Anti-infectieuse, antibactérienne, antivirale, antifongique (contre les champignons), elle s'avère efficace pour apaiser de nombreux troubles d'ordre respiratoire, ORL, intestinal, urinaire…

• Elle renforce les défenses immunitaires.

• Elle facilite la digestion.

• Tonifiante, elle est excellente pour la forme physique, mentale et même sexuelle.

Applications pratiques

En cas de rhume, de grippe, etc. : versez 5 à 6 gouttes d'HE d'origan compact dans un bol d'eau chaude. Placez votre visage au-dessus, avec une serviette posée sur votre tête et respirez profondément pendant 2 minutes.

En cas d'otite : prenez 1 goutte d'HE d'origan diluée dans 1 cuillère à café de miel. À renouveler 3 fois par jour.

En cas de mycose cutanée : ajoutez 30 gouttes d'HE d'origan compact dans 100 ml d'huile végétale. Appliquez quelques gouttes de ce mélange sur la zone concernée.

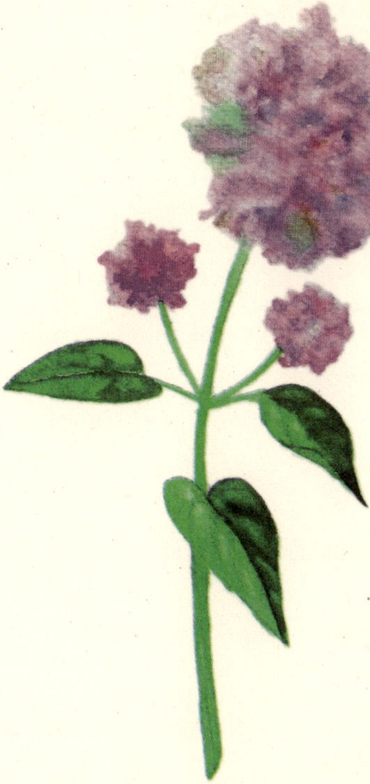

Pour stimuler l'appétit : respirez-la directement au flacon, pendant quelques secondes.

Remarque

Attention, cette huile essentielle doit être maniée avec la plus grande précaution. Ainsi, elle est déconseillée aux enfants et aux adolescents. Elle ne doit pas être utilisée par la femme enceinte et allaitante. Elle ne doit pas être appliquée pure sur la peau car elle est dermocaustique.

Huile essentielle de palmarosa

Cymbopogon martinii

Ses atouts

• C'est un excellent déodorant : non seulement elle agit comme un anti-transpirant naturel mais, grâce à son action antibactérienne et antifongique (contre les champignons), elle empêche aussi le développement des mauvaises odeurs.

• Elle agit sur divers problèmes de peau : acné, eczéma, rides…

• Elle permet également de lutter contre les pellicules.

Applications pratiques

À la place de votre déodorant habituel : déposez 1 goutte d'HE de palmarosa sur chaque aisselle, juste après la douche. Vous pouvez également en appliquer sur les pieds en cas de transpiration excessive.
Contre les pellicules : ajoutez 1 goutte d'HE de palmarosa dans votre dose de shampooing et massez doucement le cuir chevelu avant de rincer.
Pour les peaux matures : dans un petit flacon, mélangez 50 ml d'huile végétale de rose musquée + 7 gouttes d'HE de palmarosa + 7 gouttes d'HE de bois de rose. Appliquez matin et soir sur peau propre et sèche.
En cas d'acné : appliquez 1 goutte pure d'HE de palmarosa sur les boutons. Renouvelez matin et soir.
Pour assainir l'air ambiant : déposez quelques gouttes d'HE de palmarosa dans votre diffuseur et mettez-le en marche quelques minutes.

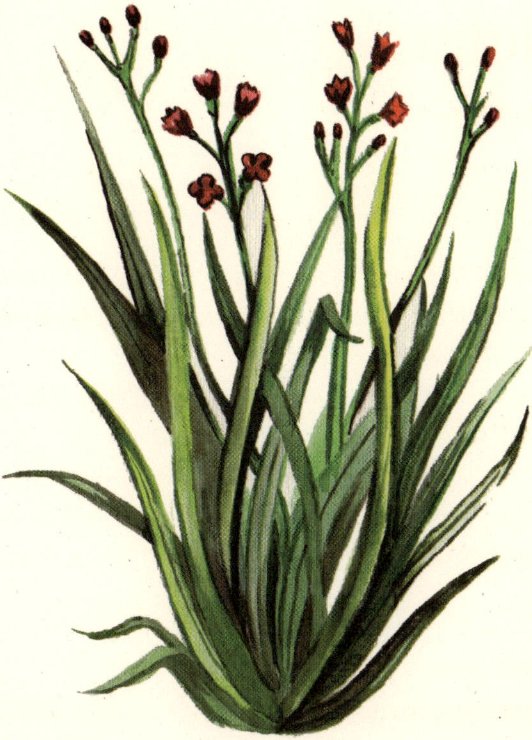

Remarque

Son odeur rappelle celle du géranium. D'ailleurs, le surnom du palmarosa est « géranium des Indes ».

Huile essentielle de patchouli

Pogostemon cablin

Ses atouts

• Grâce à ses vertus calmantes et régénératrices, cette huile essentielle est indiquée pour agir sur les petits problèmes de peau : acné, eczéma…

• Décongestionnante, elle stimule la circulation sanguine. Elle aide aussi à lutter contre la cellulite, les varices et la rétention d'eau.

• Elle est aussi largement utilisée en parfumerie. On peut aussi en profiter en diffusion à la maison, ou dans le bain. Idéal en cas de stress, d'anxiété, de déprime…

Applications pratiques

Pour un bain parfumé et relaxant : diluez 10 gouttes d'HE de patchouli dans 1 cuillère à soupe de base pour le bain, d'huile végétale ou de gel douche et versez dans l'eau du bain.

En cas d'acné ou d'eczéma : diluez 3 gouttes d'HE de patchouli dans 1 cuillère à café d'huile végétale de rose musquée et appliquez sur les zones concernées.

Varices, rétention d'eau : diluez 3 gouttes d'HE de patchouli dans 1 cuillère à café d'huile végétale de calophylle (idéale pour les problèmes de circulation) et massez les zones concernées.

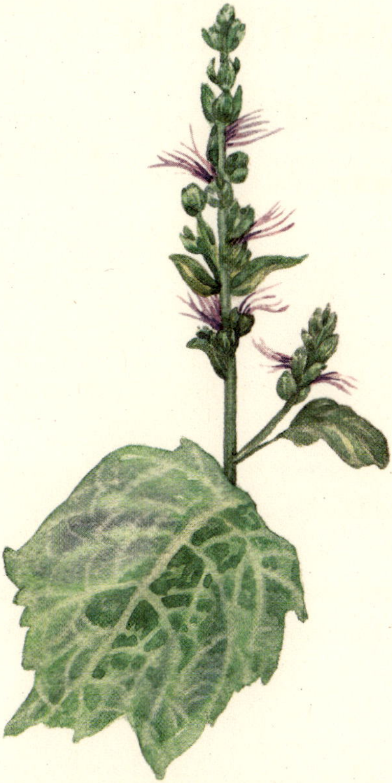

Pour créer une atmosphère parfumée : versez 10 gouttes d’HE de patchouli dans votre diffuseur électrique et mettez-le en marche 5 minutes.

Remarque

Cette huile essentielle est déconseillée pendant les trois premiers mois de grossesse et doit être utilisée avec prudence ensuite.

Huile essentielle de persil simple

Petroselinum sativum

Ses atouts

• Grâce à ses propriétés diurétiques, cette huile essentielle aide à lutter contre la rétention d'eau, la cellulite…

• Elle favorise la contraction des petits vaisseaux sanguins et est donc utile en cas de varices, d'hémorroïdes…

• C'est l'alliée d'une bonne digestion : elle empêche tous les petits désagréments comme les crampes intestinales, les nausées, les indigestions… De plus, elle rafraîchit l'haleine et ouvre l'appétit.

Applications pratiques

Pour les problèmes de rétention d'eau ou de circulation : diluez 2 gouttes d'HE de persil dans 1 cuillère à soupe d'huile végétale et massez la zone concernée.

En cas de problème de digestion : diluez 1 goutte d'HE de persil dans un verre d'eau chaude et buvez le tout après le repas. Vous pouvez également la diluer dans 1 cuillère à café de miel ou la déposer sur un comprimé neutre ou un morceau de sucre.

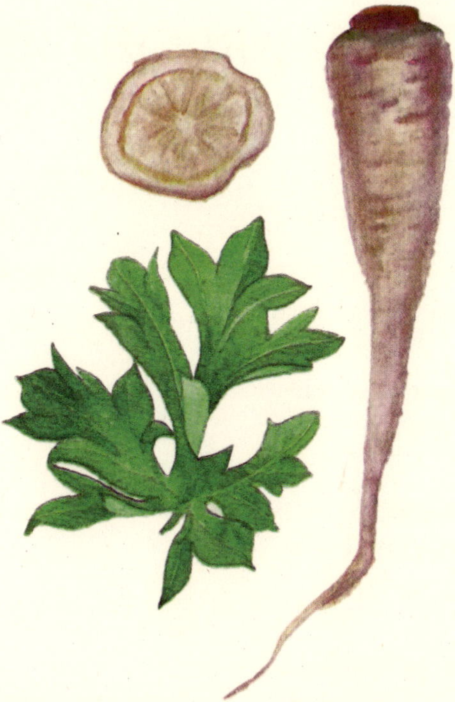

Remarque

L'utilisation de cette huile essentielle est interdite pendant toute la grossesse car elle stimule les contractions utérines. Elle l'est également pendant l'allaitement et chez les enfants. Elle ne doit pas non plus être employée si vous souffrez de règles douloureuses (ou dysménorrhée).

Elle peut aussi être irritante pour la peau : en application cutanée, utilisez-la toujours diluée dans une huile végétale.

Ne l'utilisez pas sur une période prolongée.

Huile essentielle de petit grain citron (ou citronnier)

Citrus limon

Ses atouts

• Cette huile essentielle a des vertus apaisantes, très utiles pour lutter contre le stress ou les problèmes de sommeil.

• Elle aide à la digestion en stimulant le foie. Elle calme aussi les maux de ventre.

• Elle participe au renforcement du système immunitaire en stimulant les défenses de l'organisme.

Applications pratiques

Stress, anxiété, nervosité, troubles du sommeil ? Diluez 3 à 4 gouttes d'HE de petit grain citron dans 1 cuillère à soupe d'huile végétale et massez le thorax et le dos. À faire de préférence le soir. Vous pouvez également utiliser cette huile essentielle en diffusion, associée par exemple à quelques gouttes d'HE d'encens.

En cas de problème de digestion : déposez 1 goutte d'HE de petit grain citron sur un morceau de sucre et avalez après chaque repas. Vous pouvez également diluer cette goutte dans une cuillère à café de miel.

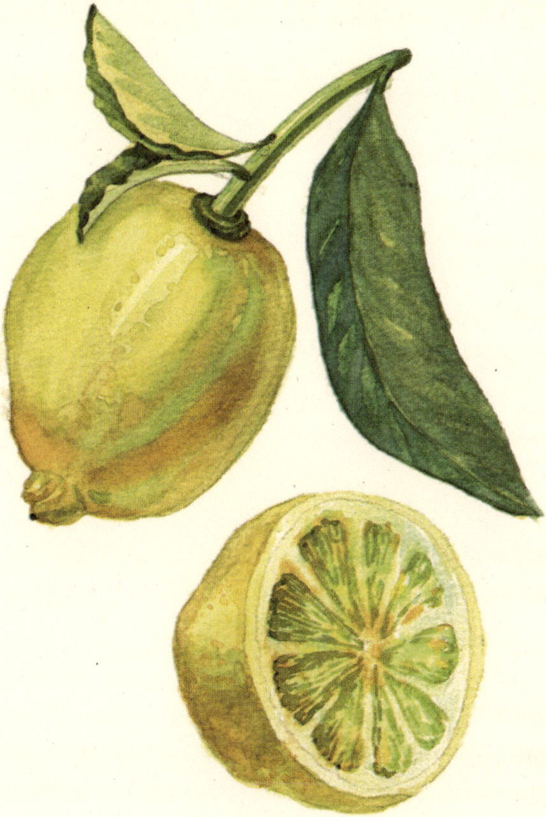

Remarque

L'huile essentielle de petit grain citron provient de la distillation des feuilles, des fleurs et des fruits encore verts du citronnier. À ne pas confondre avec l'huile essentielle de citron, issue de l'expression des zestes des fruits mûrs.

Huile essentielle de petit grain mandarine

Citrus reticulata blanco

Ses atouts

• Comme toutes les huiles essentielles de petit grain (citron, orange…), cette huile essentielle est très prisée pour ses bienfaits relaxants. Elle est de loin la meilleure pour améliorer la qualité du sommeil, aider à soulager le stress, calmer les angoisses…

Applications pratiques

En cas de stress, d'angoisse ou d'anxiété : diluez 3 gouttes d'HE de petit grain mandarine dans 1 cuillère à café d'huile végétale et massez le plexus solaire. Vous pouvez également diluer 3 à 4 gouttes d'HE de petit grain mandarine dans 1 cuillère à soupe de base pour le bain ou d'huile végétale et versez dans l'eau de votre bain.

Vous souffrez d'insomnie ? Déposez 2 à 3 gouttes d'HE de petit grain mandarine sur votre oreiller juste avant le coucher. Vous pouvez également en déposer 1 goutte sur votre poignet.

Pour vous aider à vous endormir : vous pouvez également utiliser cette huile essentielle en diffusion, associée par exemple à une autre huile essentielle d'agrume aux propriétés relaxantes comme l'HE d'orange douce. Le mode d'emploi : dans votre diffuseur électrique, versez 5 gouttes d'HE de petit grain mandarine + 5 gouttes d'HE d'orange douce et mettez en marche pendant 5 à 10 minutes.

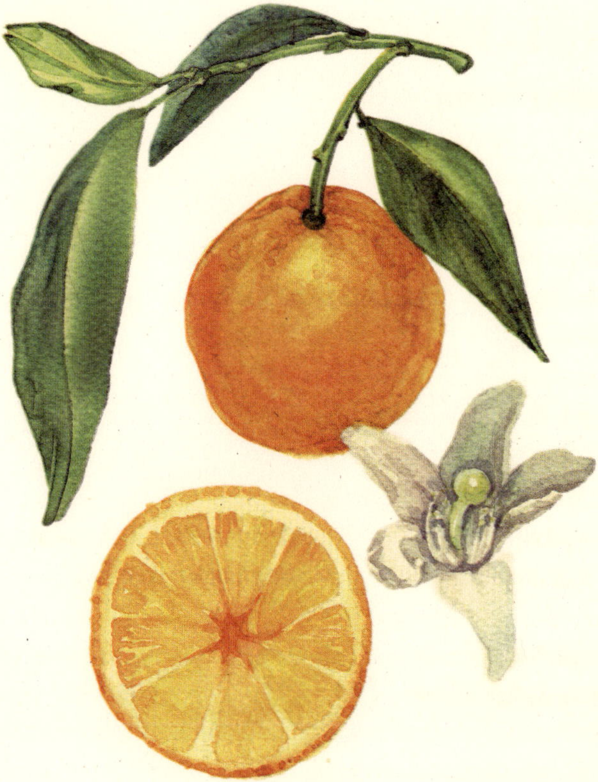

Remarque

Ne confondez pas l'huile essentielle de petit grain mandarine et l'huile essentielle de mandarine : la première est issue de la distillation des feuilles et des rameaux du mandarinier, la seconde de l'expression des zestes des fruits.

Huile essentielle de pin de Patagonie

Pinus ponderosa

Ses atouts

• Antispasmodique, cette huile essentielle est particulièrement indiquée pour soulager les crises d'asthme quelle que soit leur origine (allergie, nervosité…).

• Grâce à ses effets apaisants, elle est utile en cas de stress, d'irritabilité, d'agitation, de troubles du sommeil…

• Elle a aussi des propriétés équilibrantes et tonifiantes sur le système nerveux. Elle peut donc être conseillée en cas de déprime.

• C'est un bon décontractant musculaire, efficace en cas de courbatures ou de crampe musculaire.

Applications pratiques

Une crise d'asthme ? Ouvrez le flacon d'HE de pin de Patagonie et respirez calmement pendant quelques secondes.

En cas de stress ou d'insomnies : diluez 2 gouttes d'HE de pin de Patagonie dans 1 cuillère à café d'huile végétale et massez-vous la plante des pieds. Vous pouvez également déposer 1 goutte de ce mélange sur la face interne des poignets ou utiliser l'HE de pin de Patagonie en diffusion dans la maison juste avant le coucher (5 à 10 minutes).

Vous souffrez d'une contracture musculaire ou de courbatures ? Diluez 2 à 3 gouttes d'HE de pin de Patagonie dans 1 cuillère à soupe d'huile végétale

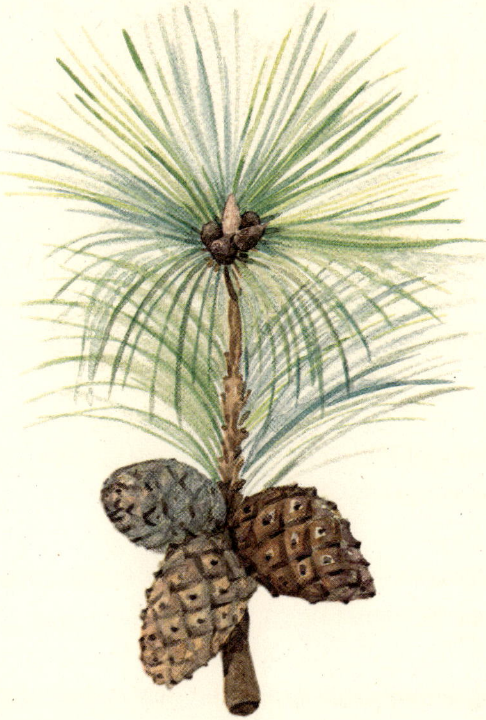

et massez tout doucement la zone concernée. Renouvelez l'application une à deux fois par jour.

Remarque

Cette huile essentielle est généralement bien tolérée : elle peut donc être utilisée sans problème.
Rappelons toutefois qu'elle reste déconseillée pendant la grossesse.

Huile essentielle de poivre noir

Piper nigrum

Ses atouts

• Cette huile essentielle facilite la digestion et elle est utile en cas de nausées, de flatulences, de gaz intestinaux, de diarrhée, de constipation…

• C'est l'alliée des sportifs : elle décontracte les muscles, soulage les douleurs, stimule la circulation sanguine… Elle est également parfaitement indiquée en cas d'arthrose, de rhumatismes…

• Elle est bonne pour le système immunitaire et aide donc l'organisme à se défendre en cas de rhume, de grippe, de fièvre…

• Elle soulage efficacement les douleurs dentaires.

• Elle a des vertus tonifiantes qui sont bien pratiques en cas de coup de blues, de moment de découragement… ou de baisse de la libido.

Applications pratiques

En cas de problème de digestion : déposez 1 goutte d'HE de poivre noir sur un comprimé neutre et avalez après le repas.

Courbatures, douleurs musculaires ? Diluez 1 goutte d'HE de poivre noir dans 1 cuillère à soupe d'huile végétale et massez la zone concernée.

En cas de rhume, de grippe ou de fièvre : diluez 2 gouttes d'HE de poivre noir dans 1 cuillère à soupe de base pour le bain, d'huile végétale ou de gel douche et versez dans l'eau du bain.

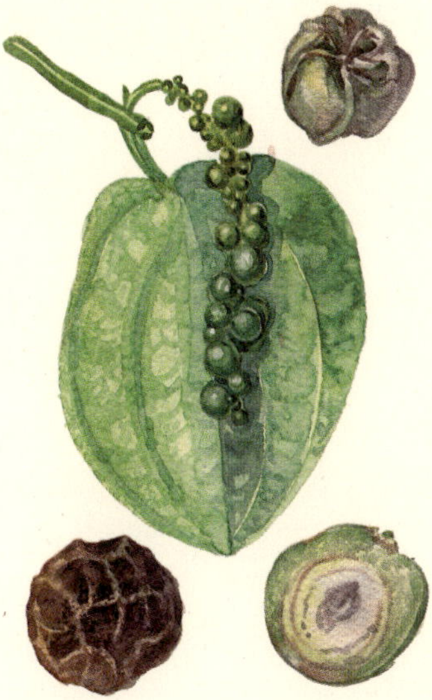

Une carie vous fait souffrir ? Déposez 1 goutte d'HE de poivre noir sur un Coton-Tige et appliquez sur la dent cariée pendant quelques secondes. À renouveler plusieurs fois par jour.

Pour créer une atmosphère chaleureuse : versez dans votre diffuseur électrique 2 gouttes d'HE de poivre noir + 4 gouttes d'HE de lavande + 2 gouttes d'HE d'ylang-ylang + 2 gouttes d'HE de marjolaine. Mettez en marche 5 à 10 minutes.

Remarque

Attention, cette huile essentielle est très puissante : elle s'utilise à toute petite dose et il faut respecter à la lettre les dosages indiqués. Par ailleurs, elle peut se révéler irritante pour les peaux les plus sensibles.

Huile essentielle de pruche

Tsuga canadensis

Ses atouts

• Cette huile essentielle favorise un bon équilibre nerveux : elle est indiquée en cas d'angoisse, de déprime, de nervosité, de manque d'inspiration, lors des périodes d'examens ou des gros moments de doute.

• Elle peut aussi être d'une aide précieuse quand on essaie d'arrêter de fumer ! Elle facilite le lâcher-prise.

• Anti-infectieuse, mucolytique (elle aide à fluidifier le mucus) et immunostimulante, elle se révèle également efficace pour toutes les petites infections hivernales : grippe, rhume, bronchite…

Applications pratiques

En cas d'angoisse, de déprime… : diluez 2 à 3 gouttes d'HE de pruche dans 1 cuillère à soupe d'huile végétale et massez la poitrine et le dos. À renouveler 2 à 3 fois par jour. Vous pouvez aussi utiliser un mélange constitué de 1 goutte d'HE de pruche + 1 goutte d'HE d'eucalyptus radiata dans 1 cuillère à soupe d'huile végétale.

Grippe, toux… : utilisez l'HE de pruche en diffusion pour assainir l'air ambiant. Vous pouvez également l'employer en inhalation : diluez-en 2 à 3 gouttes dans un bol d'eau chaude, posez une serviette sur votre tête et respirez les vapeurs pendant quelques minutes.

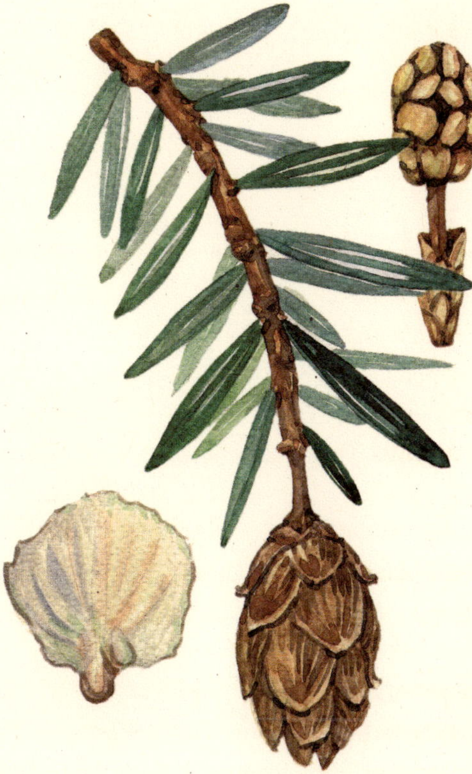

Remarque

Cette huile essentielle ne doit pas être utilisée pendant la grossesse et l'allaitement ainsi que chez les enfants.

Huile essentielle de ravintsara

Cinnamomum camphora cineoliferum

Ses atouts

• Elle est très efficace en cas de maladie virale, notamment de la sphère ORL : grippe, angine, sinusite, rhume…

• Elle stimule l'immunité.

• C'est un excellent tonifiant physique et mental, à recommander en cas de déprime, de fatigue nerveuse…

• En massage, elle décontracte et aide à lutter contre la cellulite et la rétention d'eau.

Applications pratiques

En cas de grippe, de bronchite, de rhume, etc. : déposez 2 gouttes d'HE de ravintsara sur la face interne des poignets. En cas de toux surinfectée : diluez 10 gouttes d'HE de ravintsara dans 10 gouttes d'huile végétale. Appliquez quelques gouttes de ce mélange sur le plexus solaire en massant.

Manque d'énergie : respirez l'HE de ravintsara directement au flacon, dès que le besoin s'en fait sentir. Vous pouvez également prendre un bain dans lequel vous aurez ajouté 10 gouttes d'HE de ravintsara diluées dans 1 cuillère à soupe d'huile végétale.

Pour désinfecter l'air ambiant : diluez 30 gouttes d'HE de ravintsara dans

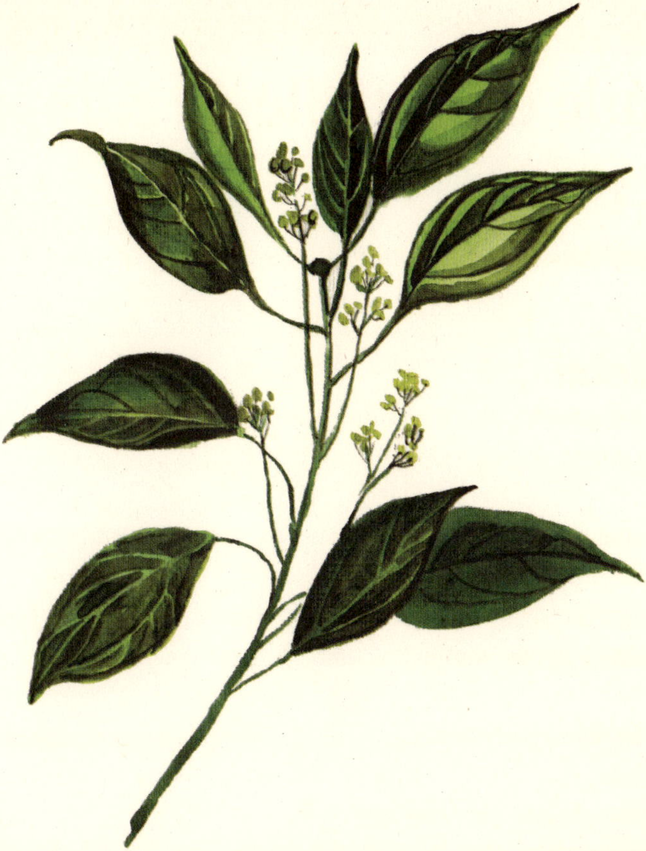

un flacon-vaporisateur rempli de 50 ml d'eau. Pulvérisez dans les pièces 2 ou 3 fois par jour.

Remarque

Ne confondez pas l'huile essentielle de ravintsara et l'huile essentielle de ravensare (Ravensare aromatica), qui n'a pas les mêmes utilisations ni la même efficacité.

Huile essentielle de romarin à cinéole

Rosmarinus officinalis cineoliferum

Ses atouts

• Elle est indiquée dans les cas de maladies respiratoires : bronchites, toux, rhume…

• Elle peut à la fois être décontractante (à faible dose) ou tonifiante (à haute dose).

• En diffusion, elle assainit l'air ambiant et tue les microbes.

• Elle tonifie le cuir chevelu et permet de lutter contre les pellicules.

Applications pratiques

En cas de pellicules ou pour tonifier la chevelure : mélangez 10 gouttes d'HE de romarin à cinéole dans 50 ml d'huile d'olive. À appliquer sur le cuir chevelu en légers massages 1 heure avant le shampooing.

Contre la toux, la bronchite : faites une inhalation avec 2 ou 3 gouttes d'HE de pin sylvestre dans un grand bol d'eau chaude. Respirez profondément pendant 1 ou 2 minutes.

Crampe musculaire ? Diluez 2 gouttes d'HE de romarin à cinéole dans 1 cuillère à café d'huile végétale et massez la zone douloureuse.

En cas de fatigue : diluez 4 à 5 gouttes d'HE de romarin à cinéole dans

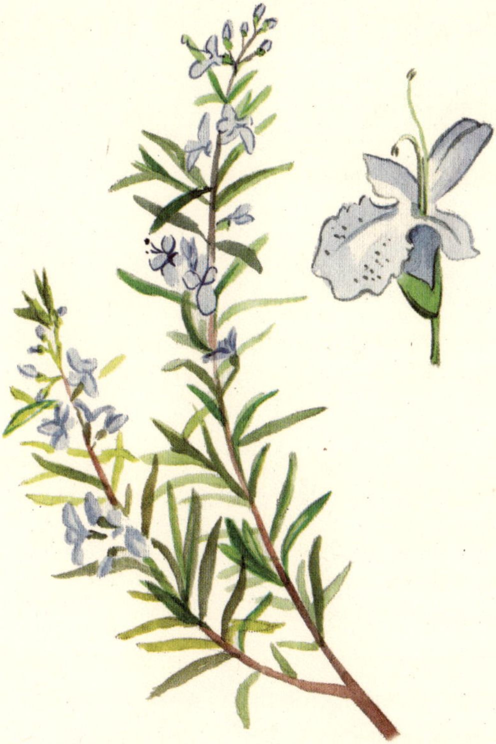

1 cuillère à soupe d'huile végétale. Versez dans le bain et restez-y une dizaine de minutes. Ne forcez pas les doses, car cette huile essentielle peut se révéler très tonifiante !

Remarque

Il existe deux autres huiles essentielles de romarin : celle de romarin à camphre (Rosmarinus officinalis camphoriferum) et celle de romarin à verbénone (Rosmarinus officinalis verbenoniferum). Elles sont moins couramment utilisées en automédication. Les deux sont d'ailleurs interdites pendant toute la grossesse, l'allaitement, et aux enfants.

Huile essentielle de romarin à verbénone

Rosmarinus officinalis verbenoniferum

Ses atouts

• Expectorante, anti-infectieuse et immunostimulante, cette huile essentielle est particulièrement indiquée en cas de toux, de bronchite, de grippe, de rhume…

• Elle est utile pour favoriser l'équilibre du système nerveux, notamment en cas de déprime, d'hyperactivité…

• Elle favorise le drainage du foie.

• Elle agit sur les petits problèmes de peau : acné, couperose, rides, peau grasse…

Applications pratiques

Contre l'acné, la peau grasse, les rides… : diluez 2 gouttes d'HE de romarin à verbénone dans quelques gouttes d'huile végétale (rose musquée pour les peaux matures, noisette pour les peaux grasses…) et appliquez sur la zone concernée en évitant le contour des yeux.

En cas de grippe, de toux… : diluez 2 à 3 gouttes d'HE de romarin à verbénone dans 1 cuillère à soupe d'huile végétale et massez le thorax et le dos.
En cas de stress, de déprime : utilisez le même mélange en massage sur le thorax.

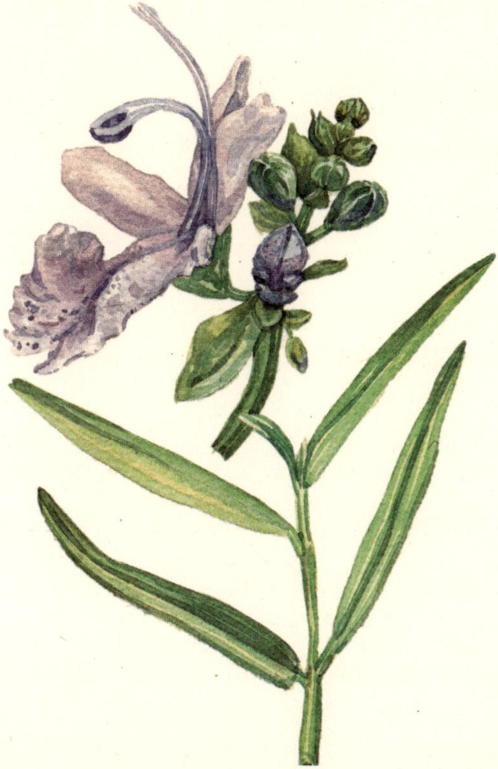

Problème d'insuffisance hépatique ? Déposez 1 goutte d'HE de romarin à verbénone sur un comprimé neutre à avaler le matin.

Remarque

L'utilisation de cette huile essentielle est formellement interdite pendant toute la grossesse et l'allaitement ainsi que chez les enfants. Elle ne doit pas être utilisée chez les personnes souffrant d'épilepsie ou de cancer hormonal.

Huile essentielle de rose de Damas

Rosa damascena

Ses atouts

• C'est l'amie de la peau : elle régénère les épidermes fatigués, aide à lutter contre les rides et le teint terne, favorise la cicatrisation…

• Elle apaise l'esprit et calme les angoisses.

• Elle réveille la libido féminine.

Applications pratiques

Pour lutter contre le vieillissement cutané : ajoutez 1 goutte dans votre pot de crème de jour (100 ml), mélangez bien à l'aide d'une spatule. Appliquez cette crème le matin sur une peau propre et sèche.

Teint terne, mine fatiguée ? Diluez 4 gouttes d'HE de rose de Damas + 2 gouttes d'HE de bois de rose dans 75 ml d'huile végétale de rose musquée. Appliquez quelques gouttes de ce mélange le soir avant le coucher, sur une peau sèche et propre.

Pour stimuler la libido féminine : diluez 15 gouttes d'HE de rose de Damas + 15 gouttes d'HE d'ylang-ylang dans 25 ml d'huile végétale. Le soir, appliquez 2 à 3 gouttes de ce mélange sur le plexus solaire, en légers massages.

En cas de stress, d'angoisse : respirez l'HE de rose de Damas directement au flacon en prenant 5 ou 6 inspirations profondes. Renouvelez aussi souvent que nécessaire pendant la journée, ou le soir avant le coucher.

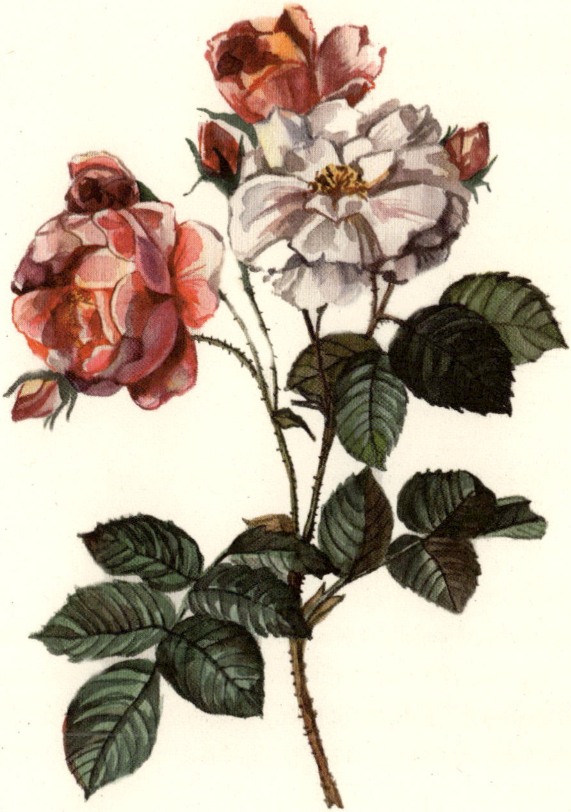

Remarque

C'est l'une des huiles essentielles les plus chères : environ 80 € les 5 ml. Pour en produire 1 litre, il faut 4 tonnes de pétales. Utilisez-la avec parcimonie !

Huile essentielle de sapin baumier

Abies balsamea

Ses atouts

• Elle est efficace en cas de rhume ou de bronchite.

• Elle est également indiquée aux personnes souffrant de rhumatismes et de douleurs articulaires.

• Antifatigue, elle est idéale pour lutter contre les passages à vide et en cas de stress.

Applications pratiques

En cas de rhume : déposez sur un mouchoir en papier 2 gouttes d'HE de niaouli + 1 goutte d'HE de sapin baumier. À respirer tout au long de la journée. Vous pouvez également faire des inhalations avec 15 gouttes d'HE de sapin baumier diluées dans un grand bol d'eau chaude, matin et soir.

En cas de bronchite : diluez 2 gouttes d'HE de sapin baumier dans 1 cuillère à café d'huile végétale. Massez le plexus solaire. Vous pouvez également prendre un bain avec 15 gouttes d'HE de sapin baumier, diluées dans 1 cuillère à soupe d'huile végétale ou de base pour le bain, à verser dans l'eau.

Contre les rhumatismes : diluez 5 gouttes d'HE de sapin baumier dans 1 cuillère à soupe d'huile végétale et massez la zone douloureuse.

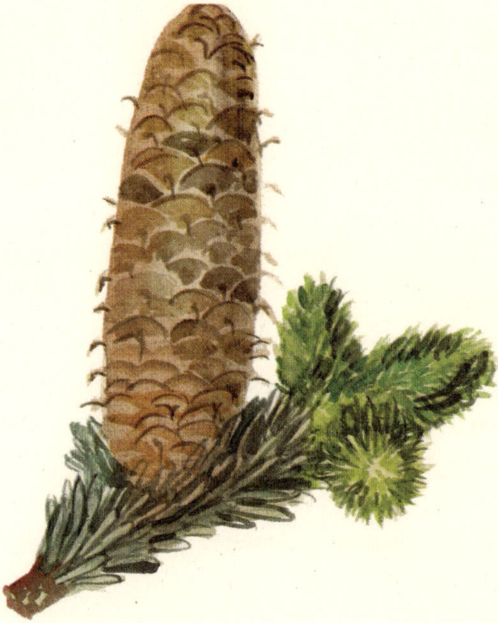

En cas d'aérophagie, de ballonnements : diluez 2 gouttes d'HE de sapin baumier dans 1 cuillère à café de miel (ou déposez-les sur un comprimé neutre). À prendre à la fin du repas.

En diffusion : elle sent bon le sapin ! Utilisez-la l'hiver pour donner à votre maison une senteur de Noël… et désinfecter par la même occasion l'air ambiant.

Remarque

L'huile essentielle de sapin baumier, appliquée pure sur la peau, peut se révéler irritante. Utilisez-la de préférence diluée dans une huile végétale. Elle est interdite pendant toute la durée de la grossesse et de l'allaitement.

Huile essentielle de sapin blanc

Abies alba

Ses atouts

• Grâce à ses vertus antiseptiques, cette huile essentielle est particulièrement indiquée en cas de refroidissement : rhume, grippe, angine, bronchite…

• Elle soulage également les douleurs liées à l'arthrose.

• Stimulante, elle aide à lutter contre la fatigue et le stress.

Applications pratiques

En cas de grippe, de rhume ou d'infection ORL : diluez 2 à 3 gouttes d'HE de sapin blanc dans 1 cuillère à soupe d'huile végétale ou de base pour le bain et versez dans l'eau. Plongez dans votre bain 10 à 15 minutes.

En cas d'arthrose : diluez 1 goutte d'HE de sapin blanc dans 1 cuillère à soupe d'huile végétale et massez la zone concernée.

Pour assainir l'air (notamment s'il y a une personne enrhumée ou grippée à la maison) : versez 10 gouttes d'HE de sapin blanc dans votre diffuseur et mettez-le en marche 5 minutes. Vous pouvez aussi utiliser le mélange suivant : 4 gouttes d'HE de sapin blanc + 3 gouttes d'HE d'eucalyptus radié + 3 gouttes d'HE de pin sylvestre.

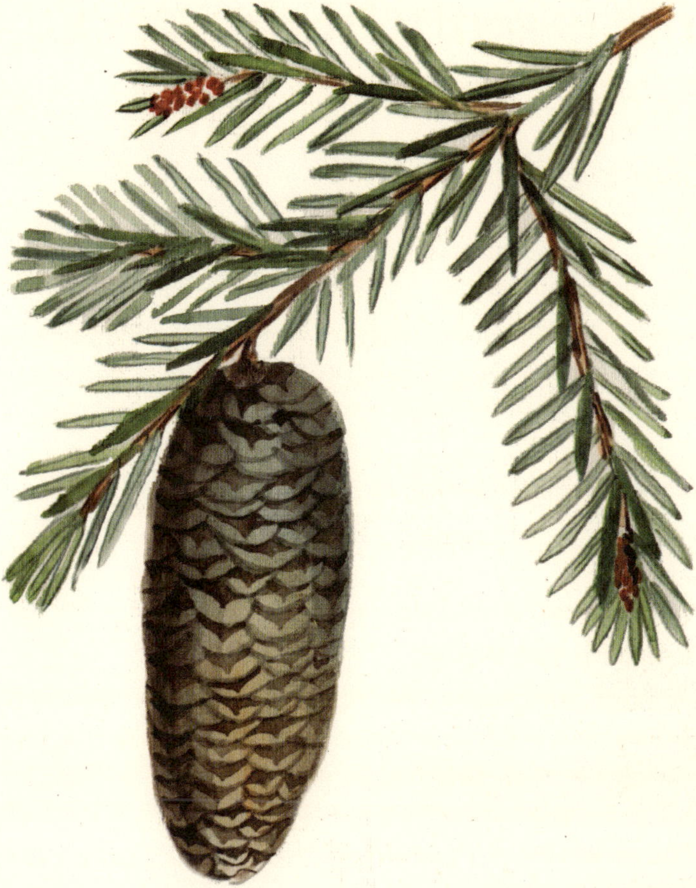

Remarque

Cette huile essentielle est déconseillée pendant la grossesse et l'allaitement ainsi que chez les enfants. Attention : elle peut se révéler irritante pour les peaux sensibles, utilisez-la toujours diluée. Elle s'utilise uniquement en externe.

Huile essentielle de vanille

Vanilla planifolia

Ses atouts

• Sur la peau, elle a des vertus hydratantes, régénérantes et purifiantes.

• Grâce à ses vertus relaxantes, apaisantes et positivantes, elle peut être utile en cas de déprime, de fatigue, de tristesse… C'est également un très bon stimulant, elle aurait même des propriétés aphrodisiaques sur les hommes.

• Elle ouvre l'appétit, stimule la digestion et lutte contre les ballonnements.

• Elle parfume agréablement toute la maison.

• En cuisine, elle s'utilise pour apporter une note vanillée aux desserts.

Applications pratiques

Pour hydrater et régénérer la peau : ajoutez 1 goutte d'HE de vanille dans votre dose quotidienne de crème de jour et appliquez sur la peau en évitant le contour des yeux.

Pour parfumer votre gel douche : versez 20 gouttes d'HE de vanille dans votre flacon (250 ml).

Fatigue, tristesse, déprime : diluez 3 gouttes d'HE de vanille dans 1 cuillère à soupe d'huile végétale et massez le ventre avec cette préparation. Vous pouvez également déposer 1 goutte d'HE de vanille sur la face interne du poignet.

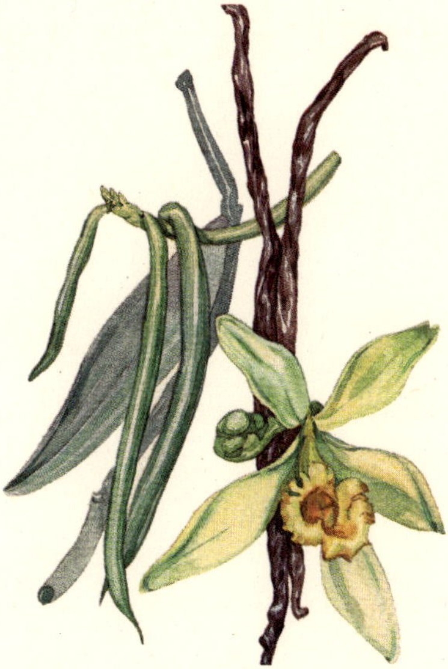

En cas de problème de digestion : déposez 1 goutte d'HE de vanille sur un petit sucre et avalez en fin de repas.

Pour parfumer l'air ambiant, versez 10 gouttes d'HE de vanille sur un galet et posez-le dans la pièce ou dans un placard.

Remarque

L'huile essentielle de vanille (ou vanilline) n'est pas, à proprement parler, une huile essentielle : il s'agit d'une oléorésine. Elle est issue de la macération des gousses séchées dans de l'alcool, ce qui explique sa consistance très visqueuse.
Pour faciliter son écoulement, faites chauffer légèrement le flacon sous un filet d'eau chaude.

Huile essentielle de verveine citronnée

Lippia citriodora

Ses atouts

• Grâce à ses vertus calmantes, elle est préconisée dans les cas d'angoisse, d'anxiété, voire de déprime.

• Anti-inflammatoire, elle soulage les arthrites, les rhumatismes, les douleurs musculaires…

• Elle favorise le sommeil.

• Elle assainit les peaux grasses.

Applications pratiques

Spécial peaux grasses : versez 5 gouttes d'HE de verveine citronnée dans 1 bol d'eau chaude. Placez votre visage au-dessus, avec une serviette sur votre tête. Laissez les vapeurs nettoyer votre peau pendant 2 à 3 minutes, avant d'essuyer avec un morceau de coton.

Pour se détendre, le soir avant le coucher : diluez 10 à 15 gouttes d'HE de verveine citronnée dans 1 cuillère à soupe d'huile végétale ou de base pour le bain, versez dans le bain et restez-y une dizaine de minutes.

En cas de douleurs rhumatismales ou musculaires : diluez 4 gouttes d'HE de verveine citronnée dans 1 cuillère à soupe d'huile végétale et massez la zone douloureuse.

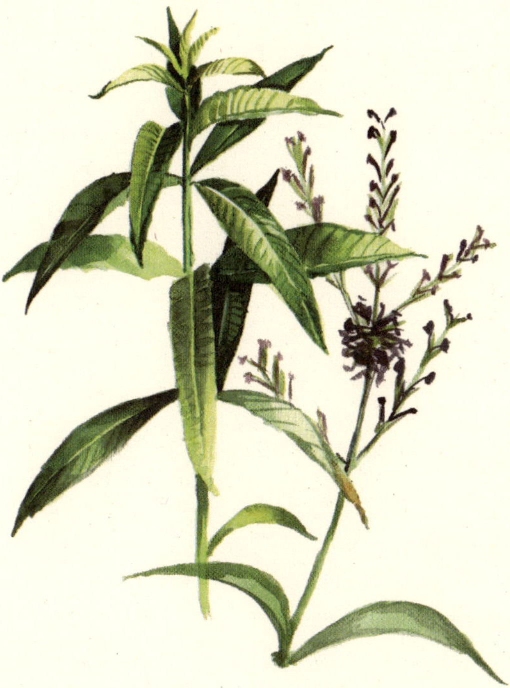

En cas d'angoisse ou de stress : ouvrez le flacon d'HE de verveine citronnée et prenez 4 à 5 inspirations profondes. Vous souffrez d'insomnie ? Chaque soir, déposez 1 ou 2 gouttes d'HE de verveine citronnée sur votre oreiller.

Remarque

Cette huile essentielle peut être irritante : faites un test en déposant 1 goutte au creux de votre coude. Elle est également photosensibilisante : attendez 2 heures après application avant de vous exposer au soleil.

Les huiles rares

Huile essentielle d'absinthe (ou de grande absinthe)

Artemisia absinthium

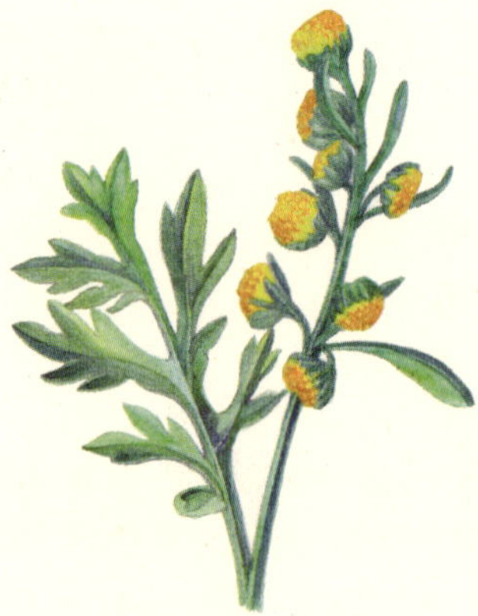

Ses atouts

- Cette huile essentielle est principalement utilisée pour soulager les troubles digestifs, pour stimuler la sécrétion des sucs biliaires et gastriques ainsi que pour donner de l'appétit.

- Elle permet également de lutter contre les parasites intestinaux.

Remarque

Ne la confondez pas avec l'huile essentielle de petite absinthe (Artemisia pontica) qui est aussi est vendue uniquement en pharmacie et l'huile essentielle d'absinthe africaine (Artemisia afra). Cette huile essentielle est vendue exclusivement en pharmacie car son utilisation demande de nombreuses précautions. Son administration doit faire l'objet d'un suivi par un spécialiste en aromathérapie.
Elle est formellement interdite pendant la grossesse, parce qu'elle est abortive. Elle ne doit pas non plus être utilisée pendant toute la durée de l'allaitement et chez les enfants. Elle est également neurotoxique : son usage prolongé est donc déconseillé.

Huile essentielle d'achillée de Ligurie

Achillea ligustica

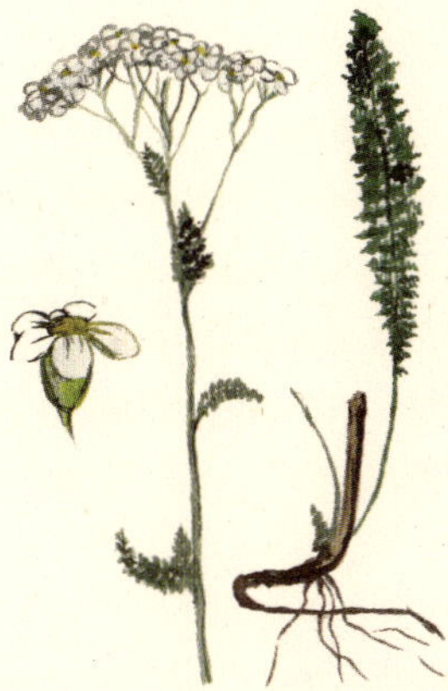

Ses atouts

• Cette huile essentielle agit sur de nombreux petits problèmes d'ordre digestif.

• C'est également un bon antidouleur et un bon anti-inflammatoire. Elle est donc préconisée en cas de névralgies ou de rhumatismes.

• Elle a des propriétés cicatrisantes, utiles pour aider à la cicatrisation des petites plaies cutanées.

Remarque

Comme toutes les huiles essentielles d'achillée, celle-ci est formellement interdite pendant toute la durée de la grossesse et de l'allaitement ainsi que chez les jeunes enfants. Elle ne doit pas non plus être utilisée chez les personnes épileptiques. À forte dose, elle peut être neurotoxique. Ne la prenez pas par voie orale sans l'avis préalable d'un aromathérapeute.

Huile essentielle d'acore vrai ou acore odorant

Acorus calamus shyobunoniferum

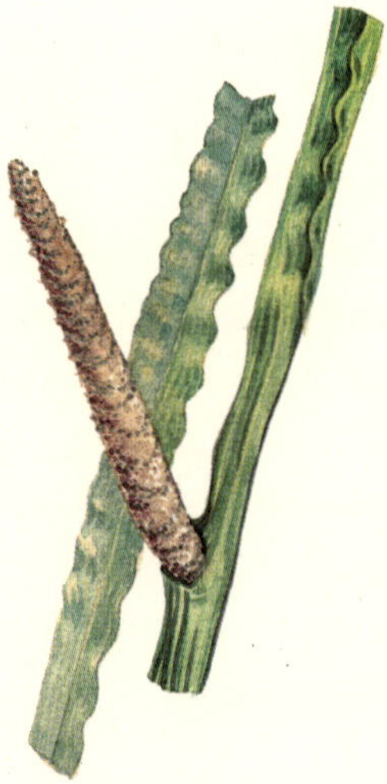

Ses atouts

• Cette huile essentielle a de puissantes propriétés à la fois relaxantes et stimulantes. Idéale par exemple pour retrouver son calme quand on est angoissé ou nerveux.

• C'est également un excellent anti-inflammatoire.

• Elle apaise les maux d'estomac (brûlures, acidité…) et stimule le système digestif.

Remarque

Cette huile essentielle est strictement interdite aux femmes enceintes et allaitantes. Elle ne doit pas non plus être utilisée chez les enfants.
Toxique à haute dose, elle ne doit pas être employée sur une période prolongée, surtout en utilisation cutanée (risques de cancer de la peau).

Huile essentielle d'ajowan (ou thym des Indes)

Trachyspermum ammi

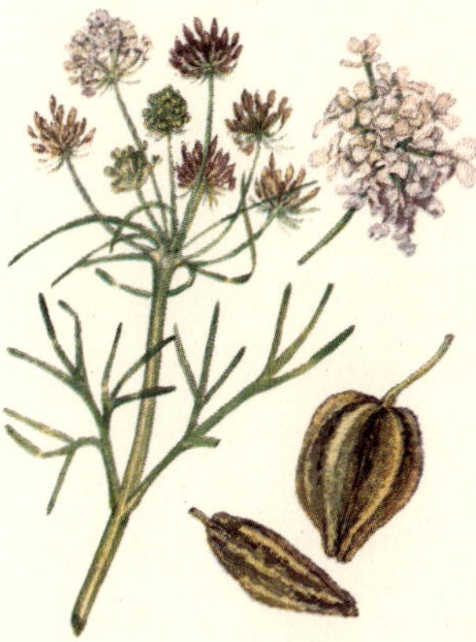

Ses atouts

• Cette huile essentielle est un puissant antifongique, antiparasitaire, antibactérien et antiviral : elle est donc indiquée pour tous les types d'infections (intestinales, cutanées, virales, ORL…).

• Elle a des vertus tonifiantes et aphrodisiaques.

Remarque

L'ajowan est une graine originaire d'Inde, proche du carvi, du cumin et de l'aneth. On l'appelle aussi « thym des Indes » car son goût rappelle celui du thym.
Cette huile essentielle ne doit pas être utilisée pendant toute la durée de la grossesse et de l'allaitement ainsi que chez les enfants.
Attention, elle est très irritante pour la peau : utilisez-la toujours diluée dans une huile végétale. Elle ne doit pas non plus être utilisée dans le bain.
Son usage doit être limité dans le temps : demandez conseil à un spécialiste et respectez à la lettre les dosages qu'il vous indique.

Huile essentielle d'amande amère

Prunus amygdalus

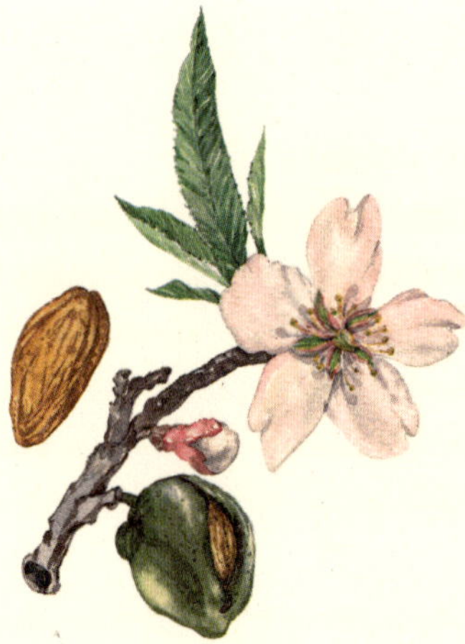

Ses atouts

• Cette huile essentielle à l'odeur sucrée, proche de celle du sirop d'orgeat, est principalement utilisée en cuisine pour aromatiser les pâtisseries, les crèmes, les frangipanes, les glaces…

• Elle a également des propriétés tonifiantes et stimulantes sur la peau.

• En parfumerie, elle est très utilisée pour son odeur intense. Idéale pour parfumer vos soins maison : gels douche, sels de bain, savons…

Remarque

Cette huile essentielle est extraite des amandes de l'amandier amer. À ne pas confondre avec l'amandier doux, dont sont extraits l'huile végétale d'amande douce et le lait d'amande (de qualité alimentaire). En application cutanée, cette huile essentielle peut causer des allergies. Testez-la sur un petit carré de peau.

Huile essentielle d'amyris (ou santal des Indes)

Amyris balsamifera

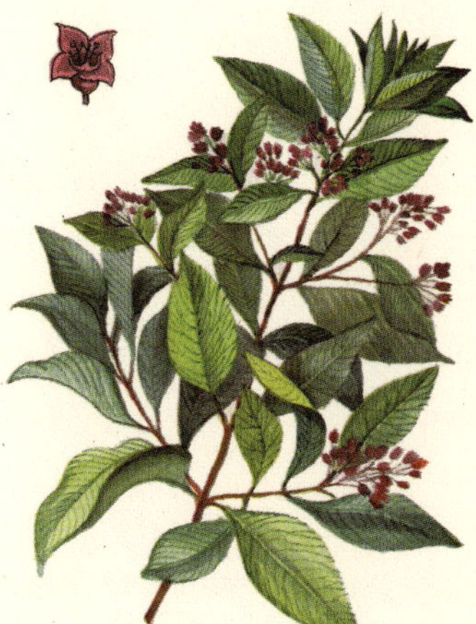

Ses atouts

• Cette huile essentielle est un excellent décongestionnant veineux et lymphatique, particulièrement indiquée en massage (diluée dans une huile végétale) pour lutter contre les varices, les hémorroïdes, les jambes lourdes…

• Grâce à ses propriétés relaxantes et positivantes, elle est indiquée pour apaiser le stress et l'anxiété, favoriser la méditation et le lâcher-prise. À utiliser en diffusion ou dans le bain, diluée dans une huile végétale.

Remarque

Attention car cette huile essentielle peut être toxique pour les reins. Son utilisation est déconseillée pendant la grossesse et chez les jeunes enfants. Malgré des noms proches, cette huile essentielle ne doit pas être confondue avec l'huile essentielle de santal blanc (Santalum album).

Huile essentielle d'aneth odorant

Anethum graveolens

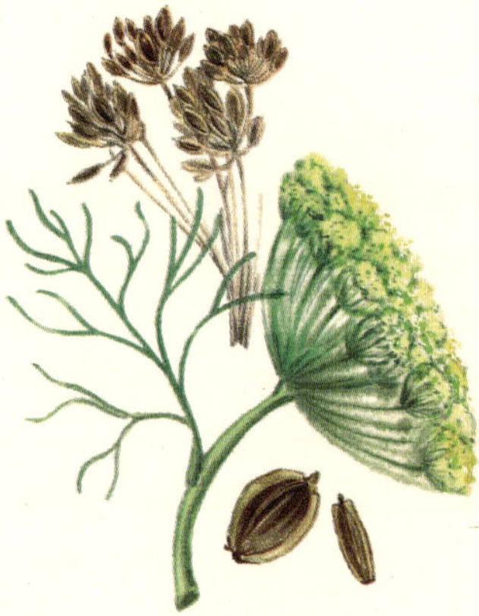

Ses atouts

• Grâce à ses propriétés mucolytiques, cette huile essentielle est particulièrement indiquée en cas de congestion des poumons, de bronchite par exemple.

• Elle facilite la digestion et l'élimination des gaz : elle peut donc être utilisée pour soulager les ballonnements, les maux de ventre…

Remarque

L'huile essentielle d'aneth odorant est interdite pendant toute la durée de la grossesse et de l'allaitement, ainsi que chez les enfants, les personnes épileptiques et les personnes âgées. C'est également le cas de l'huile essentielle d'aneth des Indes (Anethum sowa). Attention : ses effets sont très puissants. Demandez conseil à un spécialiste avant toute utilisation, respectez à la lettre les dosages indiqués et ne l'utilisez pas sur une période prolongée. Elle ne doit surtout pas être utilisée pure sur la peau.

Huile essentielle d'anis vert

Pimpinella anisum

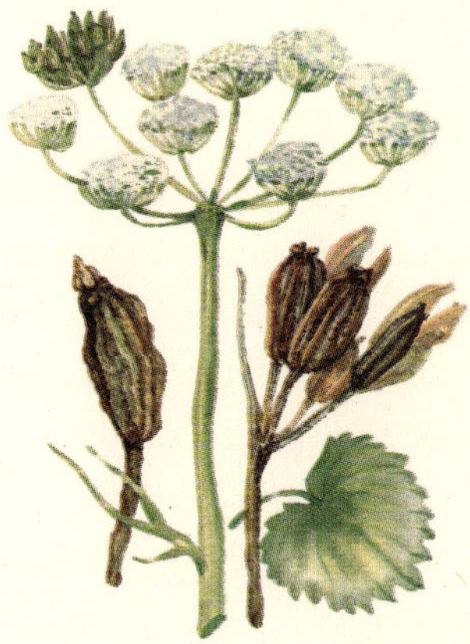

Ses atouts

• Cette huile essentielle est utile pour soulager tous les petits problèmes d'ordre digestif : aérophagie, flatulences, colites spasmodiques…

• Elle est également préconisée lors de la ménopause car elle permet de lutter contre les bouffées de chaleur.

• Elle a un effet « hormon-like », c'est-à-dire qu'elle mime les hormones. Elle peut donc être indiquée en cas de règles irrégulières, d'absence de règles, de douleurs menstruelles… À utiliser en massage dans le bas du dos et sur le bas-ventre, toujours diluée dans une huile végétale.

Remarque

Attention car, à forte dose et en cas d'utilisation prolongée, cette HE a des effets analgésiques, euphorisants et même légèrement stupéfiants. Son utilisation est interdite pendant toute la grossesse, ainsi que chez les enfants. Elle peut également déclencher des allergies.

Huile essentielle d'aquilaria (ou agarwood ou bois)

Aquilaria agallocha

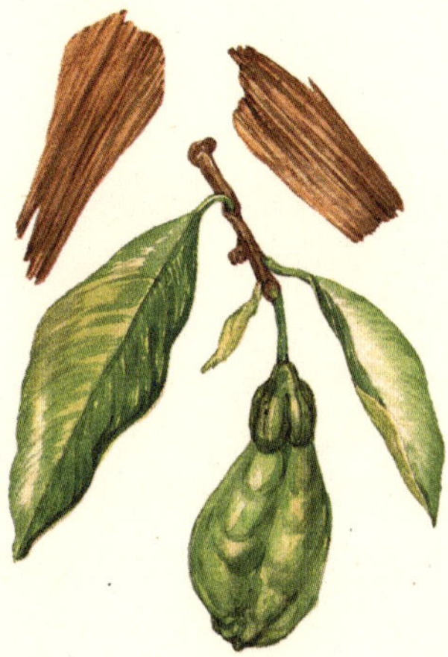

Ses atouts

• Cette huile essentielle est principalement utilisée pour ses propriétés de décongestionnant lymphatique et veineux. Elle est donc particulièrement indiquée en cas d'insuffisance veineuse (problèmes de jambes lourdes, varices…) et d'œdème des membres inférieurs.

Remarque

L'aquilaria ou agarwood est un arbre originaire du sud-est asiatique : c'est le bois odorant le plus précieux du monde. D'où le prix extrêmement élevé de son huile essentielle, extraite par fermentation du bois dans de l'eau puis par distillation à la vapeur d'eau : comptez entre 35 et 40 € minimum pour un seul millilitre !
Cette huile essentielle ne présente pas de contre-indications connues. Mais elle ne doit pas être employée pendant la grossesse.

Huile essentielle d'armoise vulgaire

Artemisia vulgaris

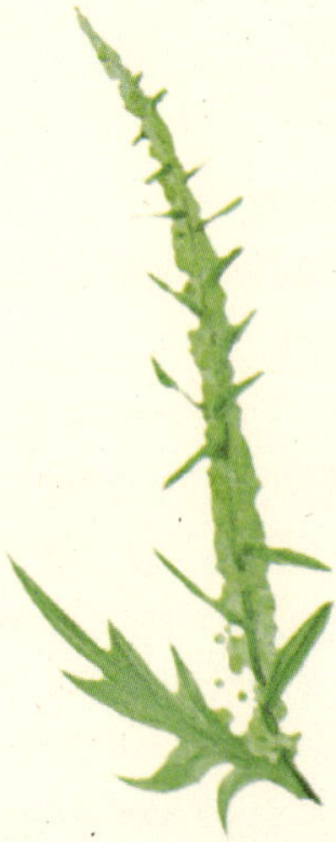

Ses atouts

• Cette huile essentielle est principalement indiquée en cas d'infection respiratoire et bronchique.

• Elle peut également être utile en cas de règles irrégulières ou douloureuses.

• Elle calme les maux de ventre.

Remarque

Cette huile essentielle est très puissante, elle peut même se révéler dangereuse. Il faut donc toujours l'employer sous le contrôle d'un spécialiste. Comme les nombreuses autres huiles essentielles d'armoise (Artemisia annua, Artemisia arborescens, Artemisia herba alba davanonifera, Artemisia alba thujonifera), elle est vendue uniquement en pharmacie. Son utilisation est formellement interdite pendant toute la durée de la grossesse et de l'allaitement, ainsi que chez les jeunes enfants, les personnes épileptiques et les personnes âgées. Elle ne doit surtout pas être utilisée pure sur la peau.

Huile essentielle d'aunée

Inula helenium

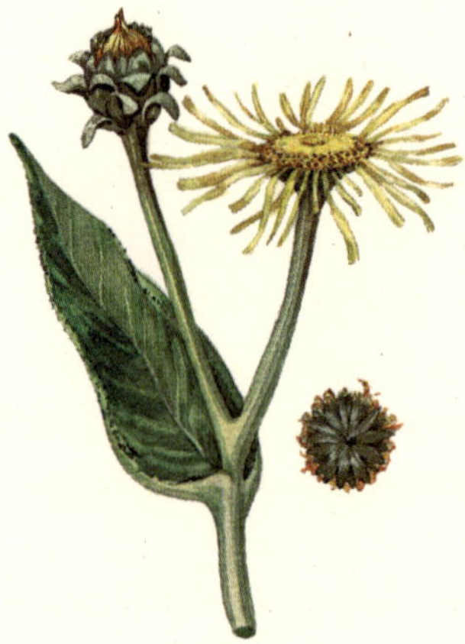

Ses atouts

• Cette huile essentielle a des propriétés tonifiantes.

• Expectorante et antitussive, elle peut être utilisée en cas de toux, de bronchite…

• Antibactérienne, anti-infectieuse et antifongique, elle aide à lutter contre de nombreuses infections.

Remarque

Cette huile essentielle est en vente libre. Pourtant, elle ne doit jamais être utilisée en automédication car, en cas de surdosage ou de mauvaise utilisation, elle est neurotoxique. Demandez conseil à un spécialiste et suivez à la lettre ses recommandations. Évidemment, elle est strictement interdite pendant toute la grossesse, l'allaitement ainsi que chez les enfants. Elle est déconseillée en cas de mastopathie ou de cancer du sein. Elle peut être allergisante chez certaines personnes : limitez au maximum ses applications cutanées.

Huile essentielle de basilic camphré

Ocimum canum camphoriferum

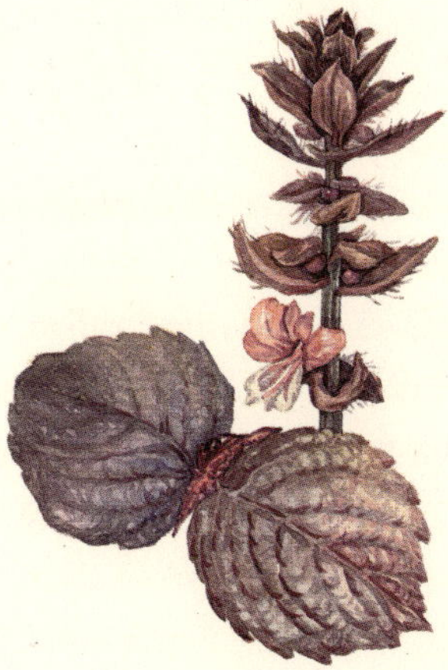

Ses atouts

• Cette huile essentielle est un antispasmodique puissant.

• Elle a également des propriétés utiles en cas d'hypertension artérielle ou d'affections cardiovasculaires.

• Anticatarrhale et mucolytique, elle peut aussi être utilisée en cas de bronchite.

Remarque

Cette huile essentielle est relativement rare et peu connue : ne la confondez pas avec l'huile essentielle de basilic sacré (Ocimum sanctum) et l'huile essentielle de basilic exotique (Ocimum basilicum), beaucoup plus faciles à utiliser.
Elle est en vente libre. Pourtant, il ne faut pas l'employer en automédication, sans surveillance d'un spécialiste, car elle est neurotoxique.
Elle est strictement interdite pendant toute la durée de la grossesse et de l'allaitement, ainsi que chez les enfants.

Huile essentielle de Bay Saint-Thomas

Pimenta racemosa

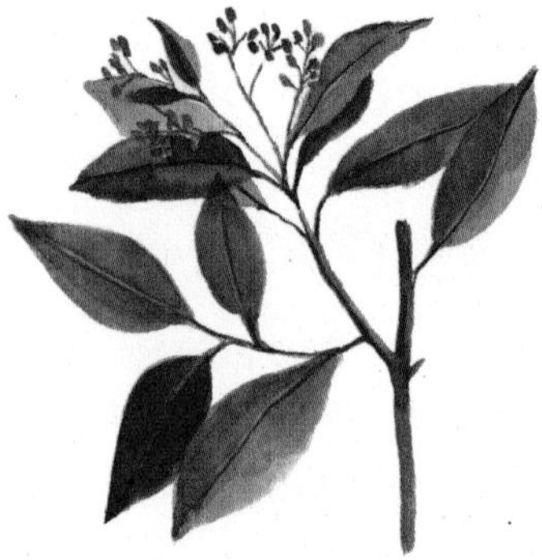

Ses atouts

• Grâce à ses propriétés tonifiantes, cette huile essentielle est principalement utilisée comme un fortifiant pour la chevelure : elle stimule la pousse des cheveux, les rend plus forts et plus épais. Elle est également parfaite pour assainir les cheveux gras.

• Elle permet également de soulager les douleurs articulaires et musculaires.

Remarque

Cette huile essentielle est dermocaustique. Elle peut donc être irritante, particulièrement sur les peaux sensibles : utilisez-la toujours diluée dans une huile végétale ou une base (shampooing, masque capillaire…).

Huile essentielle de bois de Guaïac (ou de Gayac)

Bulnesia sarmienti

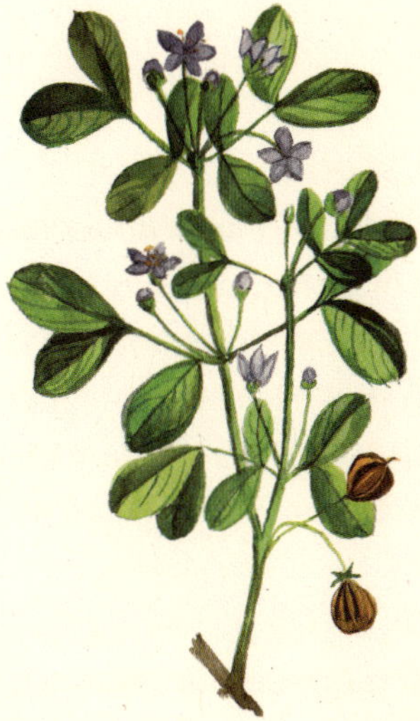

Ses atouts

• Cette huile essentielle a des propriétés décongestionnantes, utiles en cas de problèmes veineux par exemple (varices, hémorroïdes…).

• Elle est également utilisée comme antiseptique ou comme anesthésique local léger.

• Grâce à ses propriétés stimulantes, elle est indiquée en cas de fatigue intense.

Remarque

Cette huile essentielle est très visqueuse. Pour la fluidifier et la faire couler, il est conseillé de chauffer légèrement le flacon, sous un filet d'eau chaude ou au bain-marie par exemple.

Huile essentielle de bois de Hô

Cinnamomum camphora CT linalol

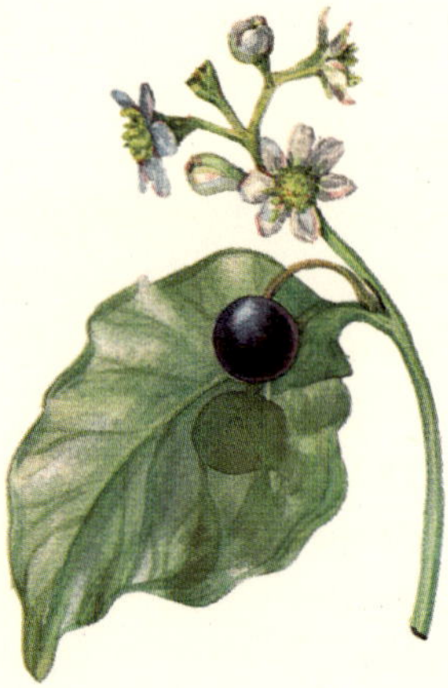

Ses atouts

• Cette huile essentielle est un antibactérien et un anti-infectieux puissant. Elle est donc indiquée en cas d'infection respiratoire : bronchite, grippe… Elle stimule aussi le système immunitaire.

• Grâce à ses vertus antifongiques, elle est efficace en cas de mycose.

• Elle aide à combattre la fatigue et la déprime.

Remarque

Le bois de Hô est de la même famille que le ravintsara, mais son parfum ressemble beaucoup à celui de l'huile essentielle de bois de rose (Aniba rosaeodora). Cette huile essentielle est déconseillée pendant toute la durée de la grossesse et de l'allaitement, ainsi que chez les enfants. Elle peut être dermocaustique : si vous l'appliquez sur la peau, utilisez-la diluée dans une huile végétale.

Huile essentielle de cabreuva

Myrocarpus fastigiatus

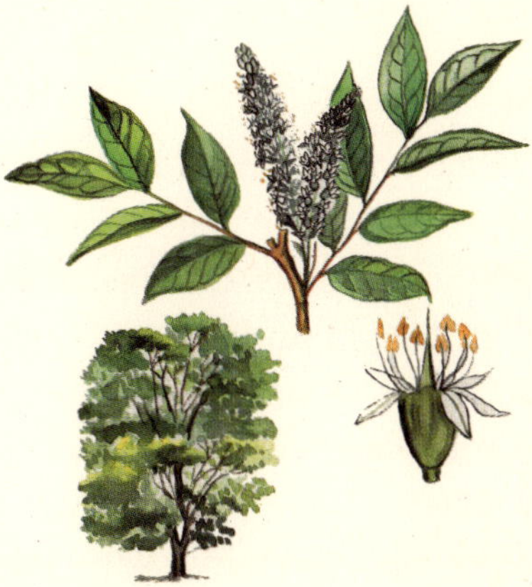

Ses atouts

• Cette huile essentielle a un effet « hormon-like », c'est-à-dire qu'elle « mime » les hormones.

• Tonifiante, énergisante et stimulante, elle est conseillée en cas de fatigue… Elle a aussi des vertus aphrodisiaques sur l'homme.

• Grâce à ses vertus chauffantes, elle est également indiquée en cas de polyarthrite rhumatoïde : on la retrouve d'ailleurs dans certaines huiles de massage ou de bain conçues pour la détente des muscles et des articulations (associée par exemple à de l'huile végétale d'arnica).

Remarque

Cette huile essentielle est réservée aux hommes, elle ne doit pas être utilisée chez les femmes et chez les enfants.

Huile essentielle de camphre de Bornéo

Dryobalanops camphora

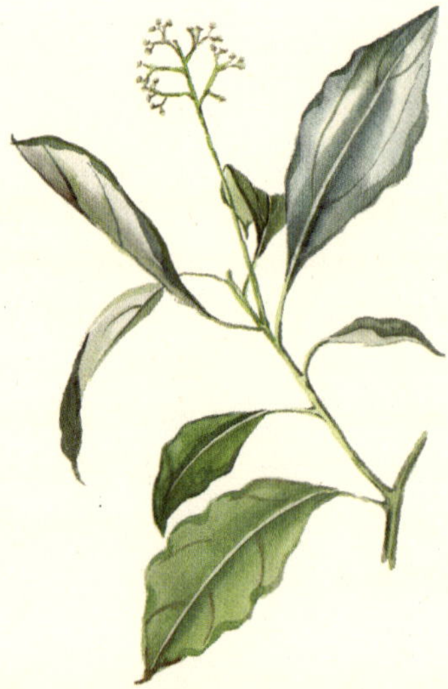

Ses atouts

• Cette huile essentielle est principalement utilisée pour calmer les infections de la sphère respiratoire : bronchite, grippe, toux…

• Grâce à ses propriétés apaisantes et tonifiantes, elle est utile en cas de déprime, fatigue nerveuse ou physique, stress, anxiété, angoisse…

• Elle est également préconisée pour soulager les rhumatismes.

Remarque

Ne la confondez pas avec l'huile essentielle de camphrier du Japon (Cinnamomum camphora) dont les propriétés sont beaucoup moins nombreuses (elle est uniquement indiquée en cas de fatigue).

Huile essentielle de cannelier de Chine

Cinnamomum cassia

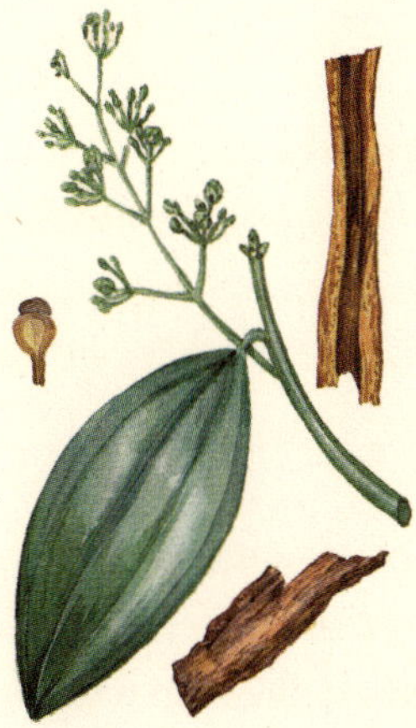

Ses atouts

• Cette huile essentielle est un antiseptique très puissant et polyvalent : elle est efficace pour lutter contre les bactéries, les champignons, les virus, les parasites… Elle est donc indiquée aussi bien en cas de troubles intestinaux que d'infections locales, de grippe ou de mycose.

• C'est également un excellent stimulant, utile en cas de fatigue. Elle a même des vertus aphrodisiaques.

Remarque

Cette huile essentielle ne doit pas être utilisée pendant la grossesse et l'allaitement ainsi que chez les enfants. Attention, elle est très dermocaustique : en externe, utilisez-la avec les plus grandes précautions, et toujours suffisamment diluée dans une huile végétale.

Par voie interne, demandez conseil à un spécialiste, car elle est vraiment très puissante. Dans tous les cas, respectez les dosages.

Huile essentielle de cannelier du Vietnam

Cinnamomum Loureirii

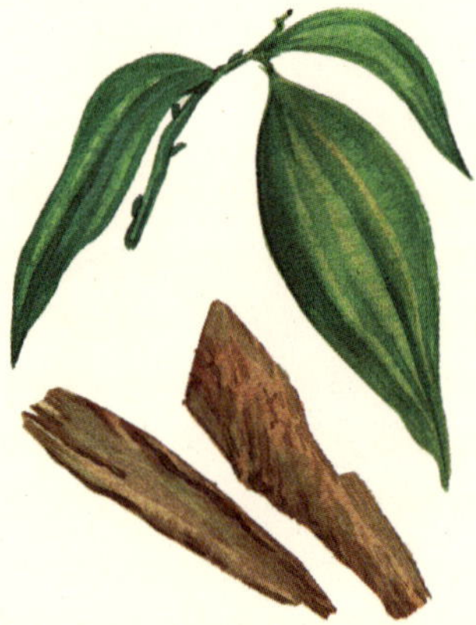

Ses atouts

• Cette huile essentielle est particulièrement efficace en cas d'infections parasitaires et d'infections bactériennes.

• Elle agit également sur les inflammations des muqueuses de l'intestin qui peuvent être dues à un virus, une bactérie ou un parasite.

• Elle est également indiquée en cas de fièvre tropicale.

Remarque

Comme toutes les huiles essentielles de cannelle, celle-ci est très dermocaustique : ne l'utilisez pas en application cutanée.

Huile essentielle de cèdre de Virginie

Juniperus virginiana

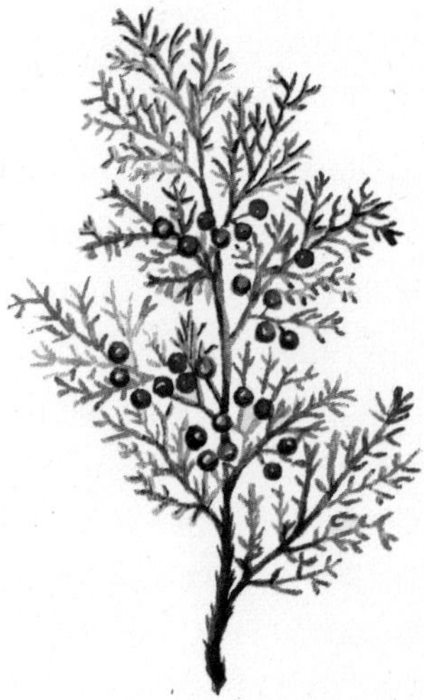

Ses atouts

• Cette huile essentielle est un bon décongestionnant veineux : elle stimule la circulation sanguine. À conseiller donc en massage en cas de jambes lourdes, de varices, d'hémorroïdes…

• C'est aussi un bon décongestionnant lymphatique, utilisé pour lutter contre la cellulite et la rétention d'eau. À utiliser en massage ou dans le bain, toujours diluée dans de l'huile végétale (par exemple de l'huile de macadamia).

• Elle a également des propriétés cicatrisantes, utiles pour certains petits problèmes de peau (eczéma) ou de cuir chevelu (mycose).

Remarque

Elle ne doit pas être utilisée pendant la grossesse et chez les enfants.
Ne la confondez pas l'HE de cèdre de l'Atlantique ou de l'Atlas, l'HE de cèdre du Texas ou l'HE de cèdre de l'Himalaya.

Huile essentielle de chanvre doux

Cannabis sativa

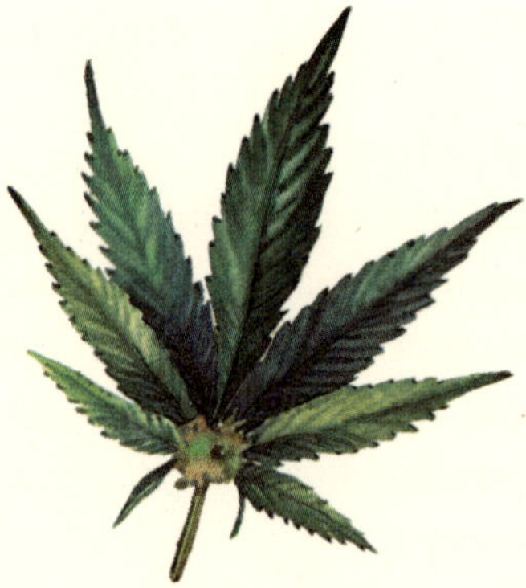

Ses atouts

• Anti-inflammatoire, elle est efficace en cas de crampe, de fatigue musculaire… Elle peut également être employée en cas de bronchite ou d'inflammation du tube digestif.

• Elle aide à la cicatrisation des petites blessures.

• Tonifiante, elle stimule la pousse des cheveux en renforçant les racines.

Remarque

Contrairement à ce que l'on pourrait croire, l'huile essentielle de chanvre est totalement dénuée d'effets psychotropes car sa teneur en THC est très faible !
Ne la confondez pas avec l'huile de chanvre, qui est une huile végétale extraite des graines de la plante. L'HE de chanvre doux est, elle, est produite par distillation des sommités fleuries de la plante.

Huile essentielle de citronnelle de Java

Cymbopogon winterianus

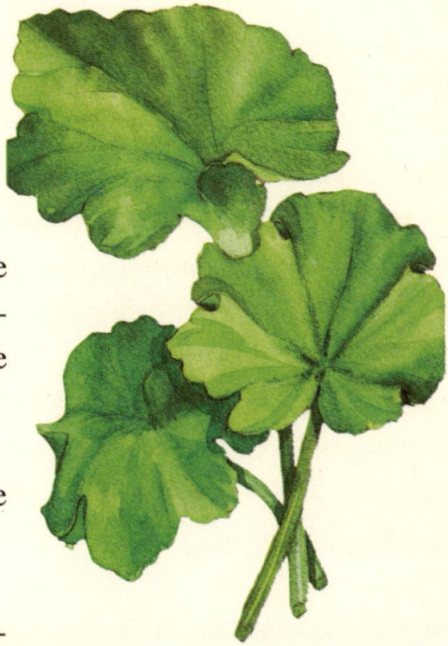

Ses atouts

• Anti-inflammatoire, elle est particulièrement indiquée en massage, diluée dans une huile végétale, en cas de rhumatismes, d'arthrite, de tendinite, de douleurs articulaires...

• Elle repousse les moustiques et aide à soulager leurs piqûres.

• En diffusion, elle désodorise et assainit l'air ambiant.

Remarque

Le genre Cymbopogon ne compte pas moins de 50 espèces différentes. Vous trouverez donc de nombreuses sortes d'huiles essentielles de citronnelle, par exemple l'HE de citronnelle de Ceylan (Cymbopogon nardus) ou l'HE de lemon-grass (Cymbopogon citratus ou flexuosus).
Cette huile essentielle peut être irritante, particulièrement sur les peaux sensibles : utilisez-la toujours diluée dans une huile végétale.

Huile essentielle de clémentine de Corse

Citrus clementina

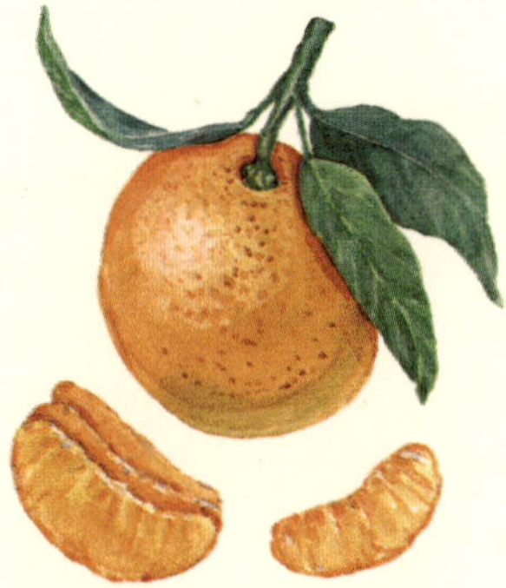

Ses atouts

• Grâce à ses effets calmants puissants, elle favorise le sommeil, apaise le stress, les angoisses et la déprime.

• C'est également un bon stimulant gastrique et hépatique. En clair, elle aide à digérer. Elle calme aussi les spasmes intestinaux.

• On l'utilise également en massage, toujours diluée dans une huile végétale, contre la rétention d'eau, la cellulite, les vergetures… ou en soin pour la peau (notamment en cas de peau grasse, de teint terne…).

Remarque

Cette huile essentielle a des propriétés comparables à celles de l'HE de mandarine (Citrus reticulata var. mandarin ou Citrus nobilis var. deliciosa). Son avantage : elle n'est pas photosensibilisante (on peut donc s'exposer au soleil après application).

Huile essentielle de combawa

Citrus hystrix

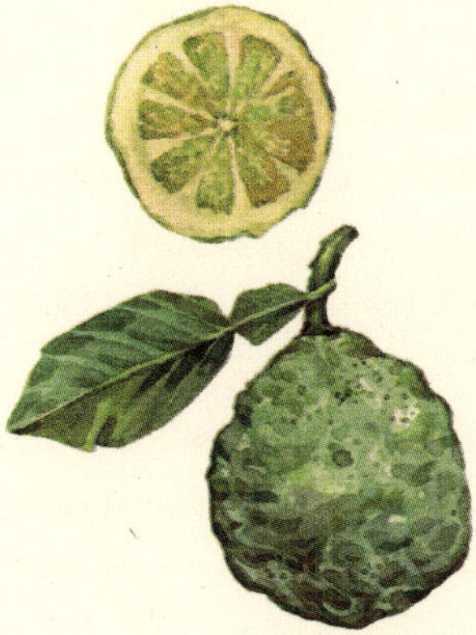

Ses atouts

• Grâce à ses vertus relaxantes et sédatives, cette huile essentielle est parfaitement indiquée en cas de stress, d'anxiété, de crises d'angoisse, d'agitation, de fatigue chronique… Elle aide aussi à retrouver un sommeil plus paisible et aide à lutter contre les insomnies.

• C'est également un bon tonique digestif, utile en cas de digestion lente ou de repas copieux.

• Elle possède également des propriétés anti-inflammatoires puissantes, efficaces en cas de rhumatismes, d'arthrite, de douleurs musculaires ou articulaires.

Remarque

Cette huile essentielle est extraite non pas du zeste du fruit, mais de ses feuilles. D'où son nom de « petit grain ».

Huile essentielle de cubèbe (ou poivre à queue)

Piper cubeba

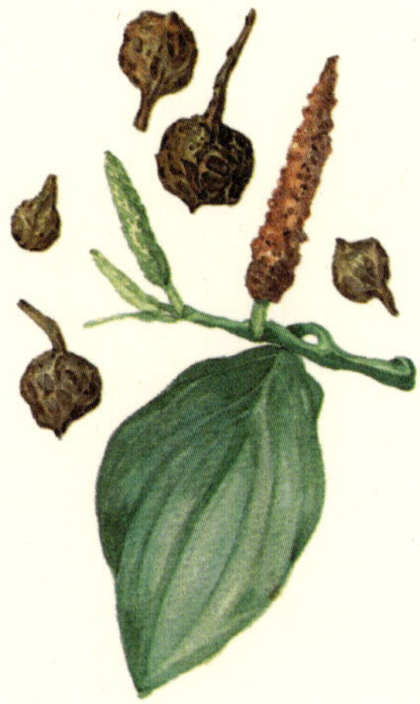

Ses atouts

• Tonifiante, elle stimule la circulation sanguine et lymphatique. Utile notamment en cas de rétention d'eau.

• On l'utilise également en cas d'insuffisance digestive, hépatique ou pancréatique.

• Elle aide à soulager différentes douleurs : rhumatismes, arthrite, maux de dents, migraines…

Remarque

La cubèbe est une épice originaire d'Inde, proche du poivre. Son goût est généralement plus fort. C'est un composant de la poudre de curry ou du ras-el-hanout.
Attention, cette huile essentielle peut être irritante, particulièrement si vous avez la peau sensible.
Dans ce cas, ne l'utilisez pas en application cutanée.

Huile essentielle de cyprès bleu de l'Arizona

Cupressus arizonica

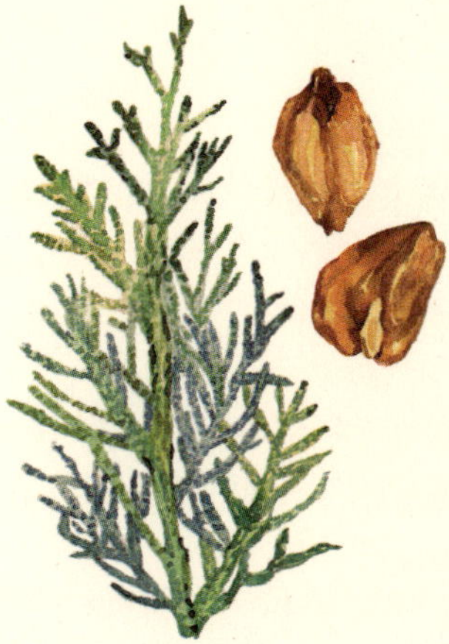

Ses atouts

• La principale propriété de cette huile essentielle : elle est lipolytique, c'est-à-dire qu'elle aide à déloger les réserves de graisses.

Remarque

Cette huile essentielle est très toxique en cas de surdosage ou de mauvaise utilisation. Il est donc préférable de demander conseil à un spécialiste avant utilisation. Respectez à la lettre les dosages et ne l'utilisez pas sur une période prolongée.

Au regard de sa puissance, cette huile essentielle est évidemment strictement interdite pendant toute la durée de la grossesse (car elle est abortive) et de l'allaitement, ainsi que chez les enfants.

Dans tous les cas, ne la confondez pas avec l'huile essentielle de cyprès toujours vert (Cupressus sempervirens).

Huile essentielle de davana

Artemisia pallens

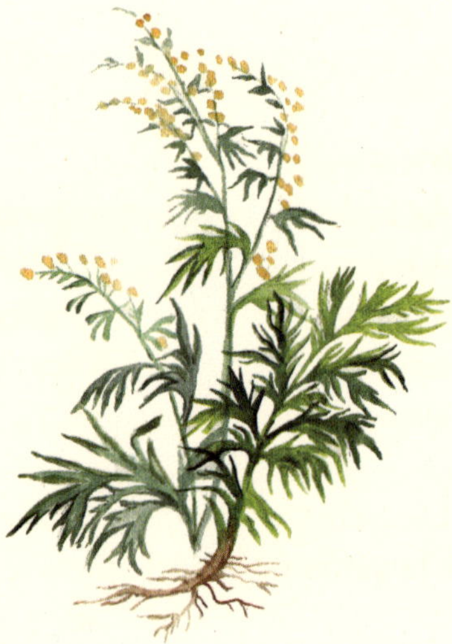

Ses atouts

• Cette huile essentielle prévient certaines infections virales comme la rougeole, la grippe…

• Elle a également des propriétés antibactériennes et antifongiques.

• Elle a des vertus relaxantes, utiles en cas d'angoisse, de déprime, de trac ou d'inquiétude. Elle est idéale aussi en cas de sautes d'humeur. Elle aurait aussi des vertus aphrodisiaques.

Remarque

Le davana est une herbe aromatique de la même famille que l'armoise, l'absinthe ou l'estragon.

Cette huile essentielle est déconseillée pendant la grossesse et l'allaitement, ainsi que chez les enfants.

Respectez à la lettre les dosages car, mal utilisée, elle peut être neurotoxique.

Huile essentielle d'élémi de Manille

Canarium luzonicum

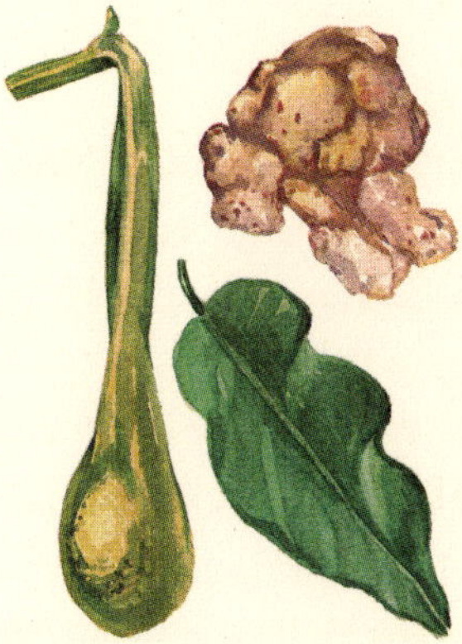

Ses atouts

• Antiseptique et cicatrisante, cette huile essentielle est principalement utilisée pour désinfecter les petites blessures cutanées, les abcès, les inflammations de l'épiderme…

• Elle est également préconisée en cas de bronchite ou de toux.

• En massage sur l'abdomen (toujours diluée dans une huile végétale), elle facilite la digestion, soulage les crampes abdominales et la diarrhée.

Remarque

L'élémi est un arbre voisin de l'encens et originaire des Philippines et plus précisément de Manille. Là-bas, son huile essentielle, extraite de sa résine, fut longtemps utilisée pour confectionner des emplâtres et des baumes cicatrisants.

Huile essentielle d'épinette bleue

Picea pungens

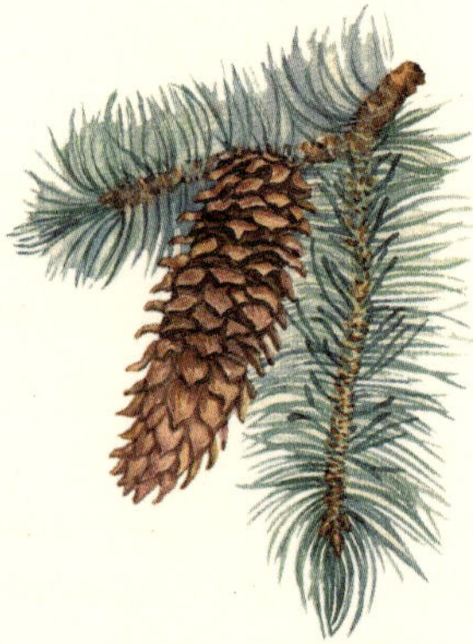

Ses atouts

• Tonifiante et positivante, elle est particulièrement utile en cas de fatigue physique ou morale, d'épuisement, de baisse de forme…

• Grâce à ses propriétés anti-infectieuses, elle est recommandée en cas de bronchite, de rhume, de sinusite…

• Anti-inflammatoire, elle aide à soulager les douleurs musculaires et les rhumatismes.

Remarque

Cette huile essentielle a quasiment les mêmes propriétés que l'huile essentielle d'épinette noire (Picea mariana) mais elle est plus tonifiante. Inconvénient : elle est moins connue donc plus difficile à trouver.

Cette huile essentielle est dermocaustique : prudence si vous avez la peau sensible. En application cutanée, veillez à l'utiliser toujours diluée dans une huile végétale.

Huile essentielle d'eucalyptus smithii

Eucalyptus smithii

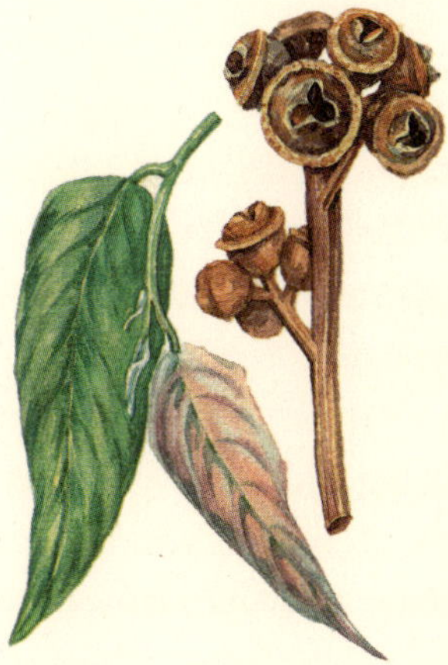

Ses atouts

• Comme toutes les autres huiles essentielles d'eucalyptus, elle a des propriétés anti-infectieuses, antibactériennes et antivirales. Elle stimule également le système immunitaire, ce qui la rend particulièrement intéressante pour prévenir les petits maux de l'hiver : toux, rhume, grippe, bronchite…

• Elle est également indiquée en cas d'acné.

• C'est un bon antiseptique aérien, utile pour désinfecter l'air ambiant.

Remarque

Elle est souvent considérée comme la plus douce des huiles essentielles d'eucalyptus. Son utilisation est donc plus facile. Mais attention : elle reste déconseillée pendant la grossesse. Ne l'utilisez pas non plus en interne.

Huile essentielle de faux-poivrier

Schinus terebenthifolius ou Schinus molle

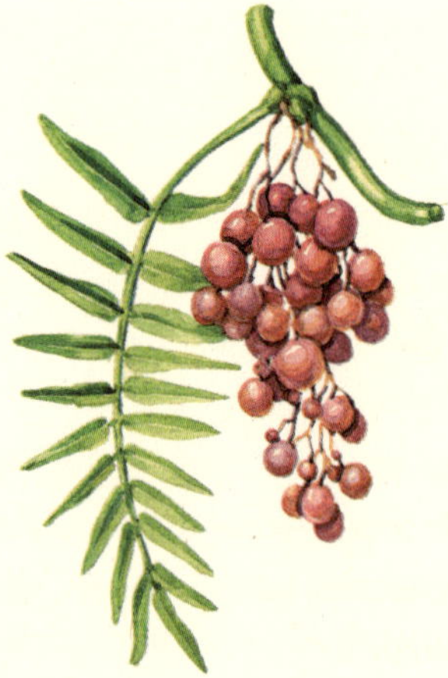

Ses atouts

• Cette huile essentielle a des vertus expectorantes : elle est donc indiquée en cas de bronchite mais aussi pour prévenir les petits maux de l'hiver grâce à son action antiseptique et antibactérienne.

• En massage (diluée dans une huile végétale), elle permet d'agir sur les problèmes de circulation sanguine car elle est tonifiante et vasoconstrictrice.

• Elle aide également à prévenir et à soulager les règles douloureuses.

Remarque

Le faux-poivrier, aussi appelé arbre à poivre de Californie, est originaire d'Amérique du Sud et centrale. Il existe deux variétés très proches : Schinus molle, au Pérou, et Schinus terebenthifolius, au Brésil. Son huile essentielle est extraite des baies qu'il produit et que l'on connaît sous le nom de « baies roses » ou « poivre rose ». Utilisez-la de préférence toujours diluée dans une huile végétale.

Huile essentielle de férule fétide

Asa foetida

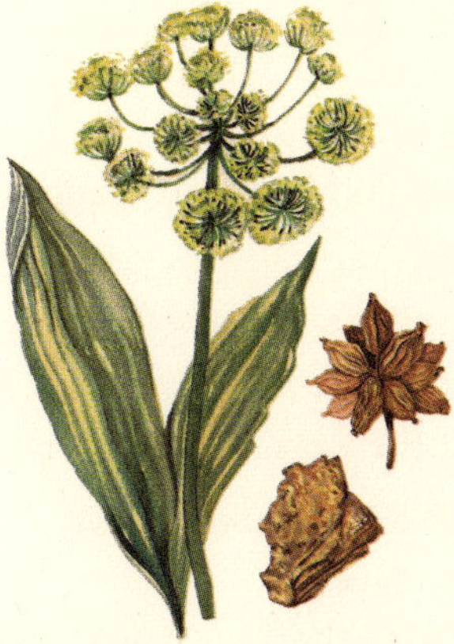

Ses atouts

• Cette huile essentielle est principalement utilisée en cas de toux, de bronchite ou d'asthme.

• Elle soulage les problèmes digestifs de toutes sortes : maux d'estomac, coliques, ballonnements, grippes intestinales…

• Elle a également des vertus calmantes : on l'utilisait d'ailleurs autrefois pour apaiser les personnes hystériques.

Remarque

L'huile essentielle de férule fétide est extraite par distillation à la vapeur d'eau de la gomme secrétée par la plante. Elle est récoltée sur sa racine puis séchée. Cette huile essentielle est principalement prise sous forme de capsules. Car, comme son nom l'indique, elle dégage une odeur puissante, comparable à celle de l'œuf pourri ! D'où ses nombreux surnoms : ase puante, crotte du diable…

Huile essentielle de férule gommeuse (ou galbanum)

Ferula gummosa

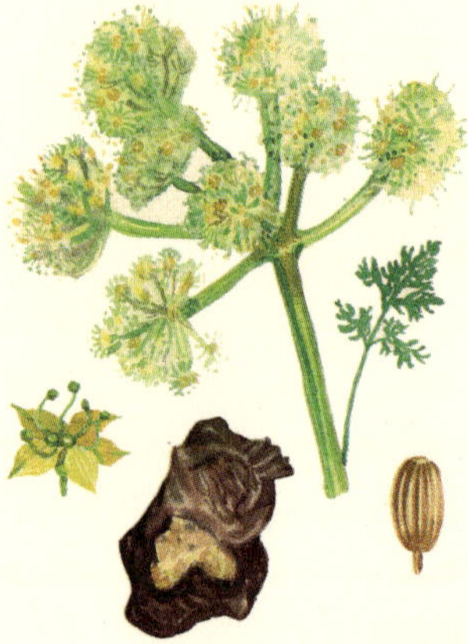

Ses atouts

• Tonifiante et stimulante, elle est préconisée en cas de fatigue, qu'elle soit d'origine physique ou nerveuse (stress).

• Elle aide à atténuer certains abcès et les furoncles.

• Anti-inflammatoire, elle soulage les douleurs musculaires et articulaires : courbatures, rhumatismes…

Remarque

Cette huile essentielle est extraite de la gomme-résine de la férule gommeuse, une plante vivace originaire d'Asie occidentale.
Cette huile essentielle s'utilise uniquement en externe, en massage (toujours diluée dans une huile végétale) ou en diffusion aérienne.

Huile essentielle de galanga

Alpinia officinarum

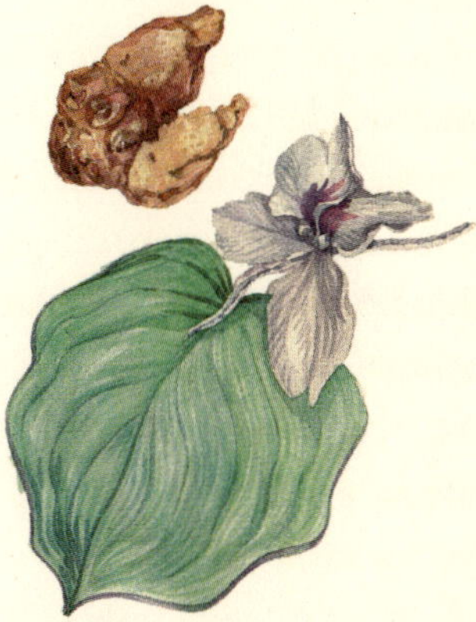

Ses atouts

• Cette huile essentielle est principalement utilisée pour des problèmes d'ordre digestif : maux d'estomac, digestion lente, spasmes… Elle facilite aussi l'évacuation des gaz.

• Elle est utile en cas de mal de mer ou de mal des transports.

• En massage sur le thorax et dans le haut du dos (diluée dans une huile végétale), elle est préconisée en cas de bronchite ou d'asthme.

Remarque

Cette huile essentielle est déconseillée pendant toute la grossesse et l'allaitement, ainsi que chez les enfants.

Huile essentielle de gaulthérie odorante

Gaultheria fragrantissima

Ses atouts

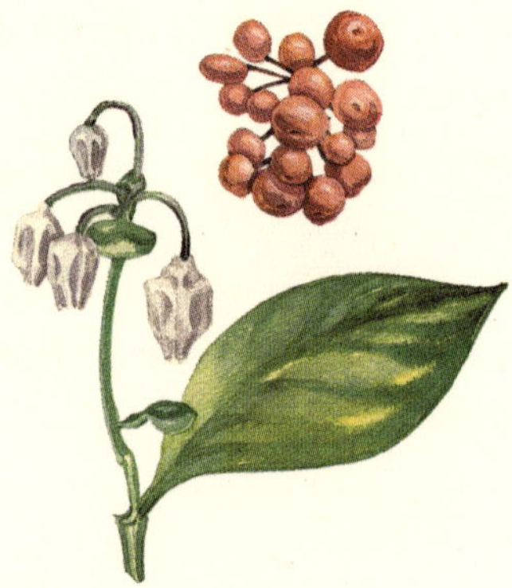

• Cette huile essentielle a des propriétés anti-inflammatoires. Elle est donc particulièrement appréciée lors des massages (toujours diluée dans une huile végétale), pour soulager les douleurs musculaires et articulaires : crampe, tendinite, entorse, rhumatismes.

• Elle est également utile en cas de migraine ou de céphalée.

• Elle aide à soulager les troubles hépatiques.

Remarque

Elle a à peu près les mêmes propriétés que l'huile essentielle de gaulthérie couchée (Gaultheria procumbens). Cette huile essentielle peut être dermocaustique : utilisez-la toujours diluée à raison d'une goutte d'HE dans 1 cuillère à café d'huile végétale. Elle ne doit pas être utilisée pendant la grossesse et l'allaitement, ainsi que chez les enfants. Elle est également contre-indiquée chez les personnes suivant un traitement anticoagulant.

Huile essentielle de géranium vrai (ou zdravets)

Geranium macrorrhizum

Ses atouts

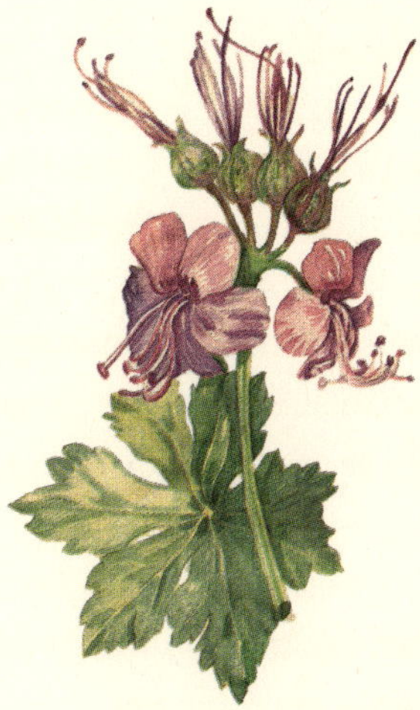

• Elle est indiquée en cas d'infections des voies respiratoires (bronchites) et d'infections génitales.

• Elle possède également des propriétés lipolytiques (brûleuses de graisses).

Remarque

Cette huile essentielle est strictement interdite pendant toute la grossesse et l'allaitement, ainsi que chez les enfants.
Utilisez-la par ailleurs avec la plus grande prudence, car en cas de surdosage ou de mauvaise utilisation, elle peut se révéler neurotoxique.

Huile essentielle de grande camomille

Tanacetum parthenium

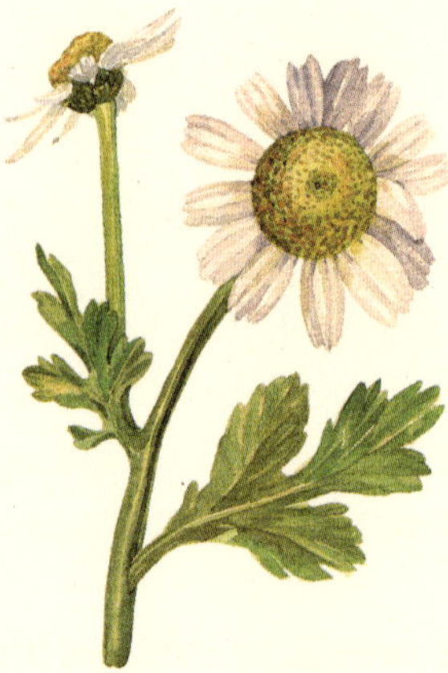

Ses atouts

• Cette huile essentielle est principalement utilisée pour ses vertus anti-maux de tête et antimigraines, notamment en prévention et sur certains types de migraines.

• Elle soulage les douleurs liées aux rhumatismes et à l'arthrite.

• Elle aide à calmer les troubles d'ordre digestif. Elle ouvre également l'appétit.

Remarque

Cette huile essentielle ne doit pas être utilisée pendant la grossesse et l'allaitement, ainsi que chez les enfants.

Ne la confondez pas avec l'huile essentielle de camomille allemande ou matricaire (Matricaria recutita) et l'huile essentielle de camomille noble ou romaine (Chamaemelum nobile).

Huile essentielle d'hélichryse de Madagascar

Helichrysum gymnocephalum

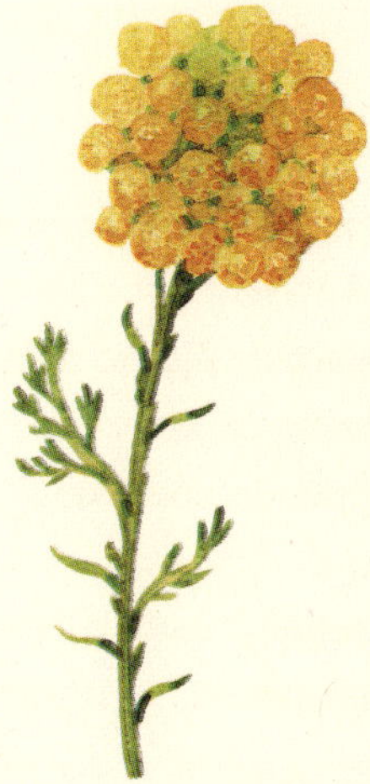

Ses atouts

• Cette huile essentielle est particulièrement efficace en cas d'infection respiratoire : rhume, bronchite, rhino-pharyngite... À utiliser également dans les rhinites allergiques ou l'asthme d'origine allergique.

• Elle stimule les défenses immunitaires.

• Elle a également des propriétés stimulantes, utiles en cas de fatigue nerveuse, de petite baisse de moral, de déprime...

Remarque

Cette huile essentielle est déconseillée pendant la grossesse et l'allaitement, ainsi que chez les enfants.
Ne la confondez pas avec l'huile essentielle d'hélicryse italienne ou immortelle (Helichrysum italicum) qui, elle, est surtout utilisée pour son action anti-hématomes et décongestionnante.

Huile essentielle de houblon

Humulus lupulus

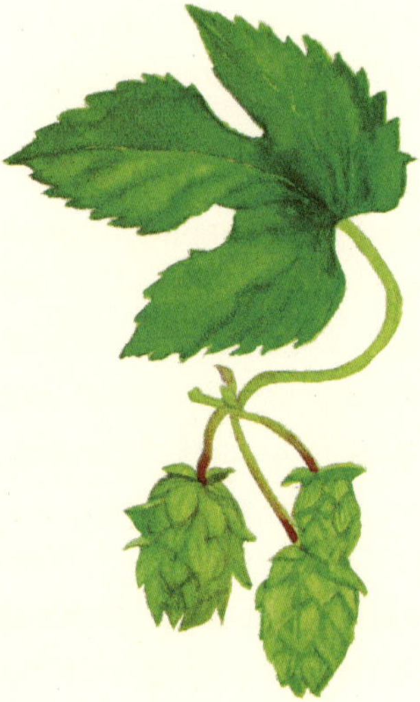

Ses atouts

• Cette huile essentielle est principalement indiquée pour ses propriétés « hormon-like » (c'est-à-dire qu'elle mime les hormones). À ce titre, elle peut être utilisée en cas de règles insuffisantes, de crampes menstruelles, d'hyperactivité sexuelle…

• Elle est également une alliée précieuse en cas de céphalées, de maux de tête…

• Légèrement calmante, elle aide à réguler le sommeil, notamment en cas d'insomnies. Elle peut également apaiser le stress, l'anxiété, la nervosité…

Remarque

Demandez toujours l'avis d'un spécialiste avant utilisation de cette HE car elle peut être cancérigène à long terme. Suivez à la lettre les dosages indiqués et utilisez-la sur une courte période. Elle ne doit par ailleurs pas être utilisée en cas de mastose ou de cancer du sein.

Huile essentielle d'iary

Psiadia altissima

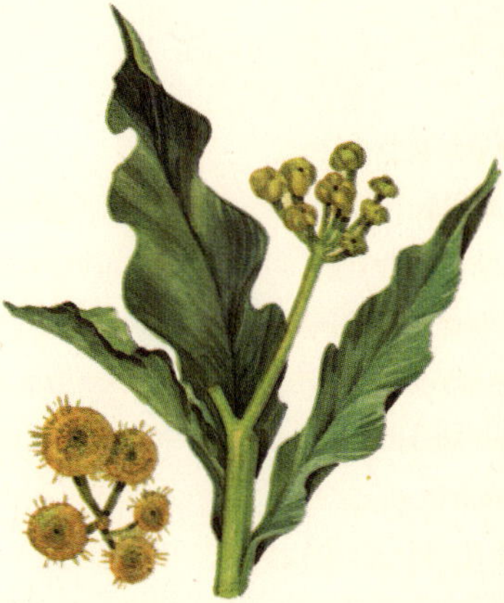

Ses atouts

• Elle est particulièrement recommandée en cas d'infection du système respiratoire car elle décongestionne les poumons et facilite la toux. C'est également un antibactérien puissant.

• Elle a des propriétés anti-inflammatoires utiles pour soulager les douleurs, les crampes, les rhumatismes… Elle est aussi préconisée en cas de règles douloureuses.

• Elle stimule la circulation sanguine. À conseiller en cas de jambes lourdes, varices… Elle peut aussi être utilisée pour préparer les muscles avant l'effort.

Remarque

Cette huile essentielle très douce ne demande pas de mesures de prudence spécifiques. Rappelons toutefois qu'il est préférable de ne pas l'utiliser pendant la grossesse.

Huile essentielle de katafray

Cedrelopsis grevei

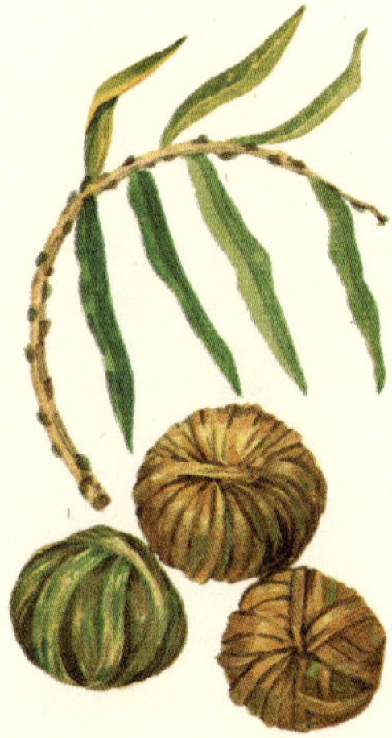

Ses atouts

• Cette huile essentielle est un excellent fortifiant et stimulant physique et intellectuel : elle est préconisée par exemple en cas de fatigue, de surmenage, de stress ou de convalescence.

• Grâce à ses puissantes vertus anti-douleurs et anti-inflammatoires, elle soulage les rhumatismes, les maux de dos, de tête…

• Elle est utile également en cas de petits problèmes de peau : eczéma, psoriasis, crevasses… Elle est idéale pour hydrater la peau : voilà pourquoi on la retrouve de plus en plus dans certains soins cosmétiques.

Remarque

Cette HE ne doit pas être utilisée pendant la grossesse et l'allaitement, ainsi que chez les jeunes enfants. Si vous avez la peau sensible, prudence car elle peut être irritante : utilisez-la toujours diluée dans une huile végétale, et sur une courte période.

Huile essentielle de kunzea (ou kunzu)

Kunzea ambigua

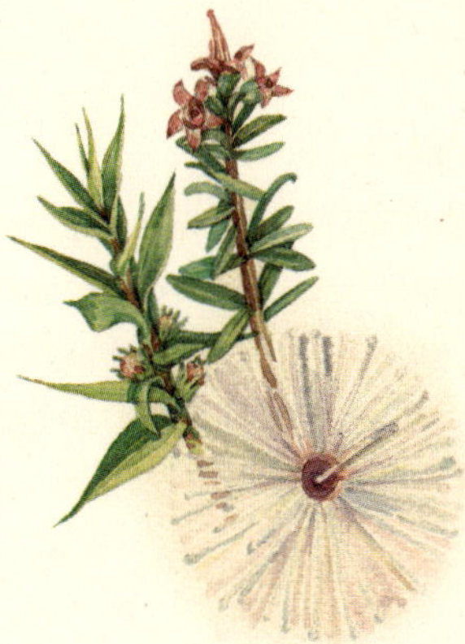

Ses atouts

• Elle est idéale pour calmer les troubles respiratoires d'origine virale, notamment la grippe. Elle soulage et apaise la toux, décongestionne les poumons... Elle s'utilise dans ce cas par voie orale ou en inhalation.

• C'est également un bon anti-inflammatoire. On l'utilise notamment en complément des traitements de la maladie de Crohn ou du zona.

• Elle permet aussi d'atténuer certaines infections de la peau ou des ongles, comme l'eczéma, les piqûres d'insectes, les mycoses (cutanées ou des ongles)…

Remarque

Cette huile essentielle est encore assez méconnue : il est donc assez difficile d'en trouver dans les magasins.

Huile essentielle de lantana

Lantana camara

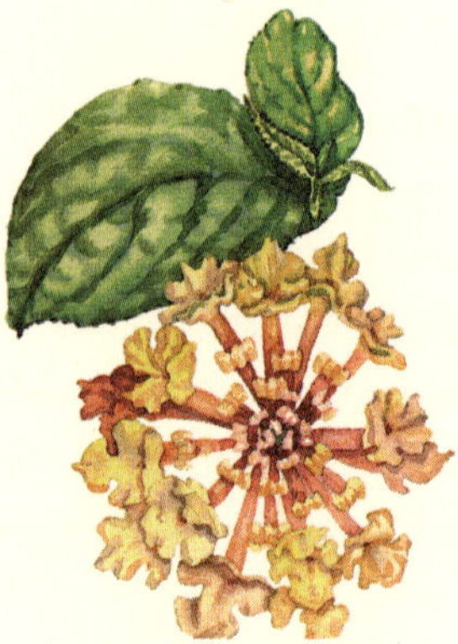

Ses atouts

• Cette huile essentielle a de puissantes vertus calmantes et sédatives, particulièrement utiles en cas de stress, de nervosité, d'insomnie, de problèmes de sommeil…

• C'est également un bon anti-douleur et anti-inflammatoire. On l'utilise en cas de règles douloureuses, d'arthrite…

• Antitoux, antispasmodique et mucolytique, elle est également indiquée en cas de bronchite ou de crise d'asthme.

Remarque

Cette HE est strictement interdite pendant toute la durée de la grossesse et de l'allaitement, ainsi que chez les enfants. Attention : elle est très puissante et neurotoxique si elle est mal utilisée. N'hésitez pas à demander conseil et respectez à la lettre les dosages et les recommandations du spécialiste. Utilisez-la toujours diluée dans une huile végétale, jamais pure directement sur la peau.

Huile essentielle de magnolia

Michelia alba

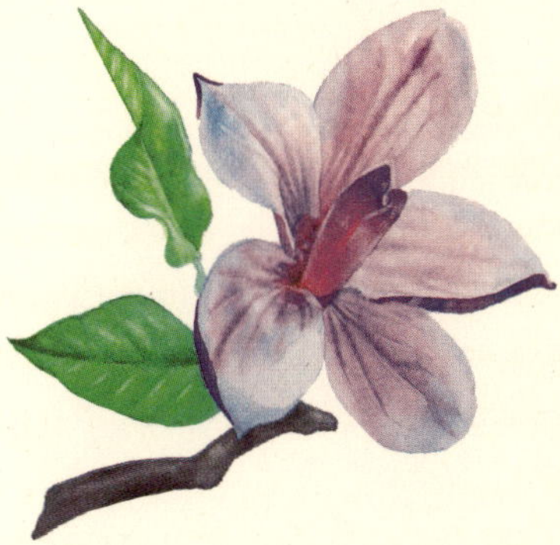

Ses atouts

• Cette huile essentielle est principalement utilisée en parfumerie et en cosmétique pour son odeur à la fois florale, vanillée et citronnée. On la retrouve dans de nombreux produits de soin pour le corps et le visage, ainsi que dans des parfums.

• En massage ou en friction, elle a aussi des propriétés calmantes et décontractantes, très utiles en cas de stress, de nervosité ou d'anxiété. Elle aide également à soulager les douleurs musculaires.

• C'est aussi une bonne alliée contre la cellulite.

Remarque

Cette huile essentielle ne demande pas de précautions spécifiques. Rappelons simplement qu'il faut toujours l'utiliser diluée dans une huile végétale ou dans une base (base pour le bain par exemple). Elle ne doit pas être utilisée pendant la grossesse.

Huile essentielle de marjolaine à thujanol

Origanum majorana CT thujanol

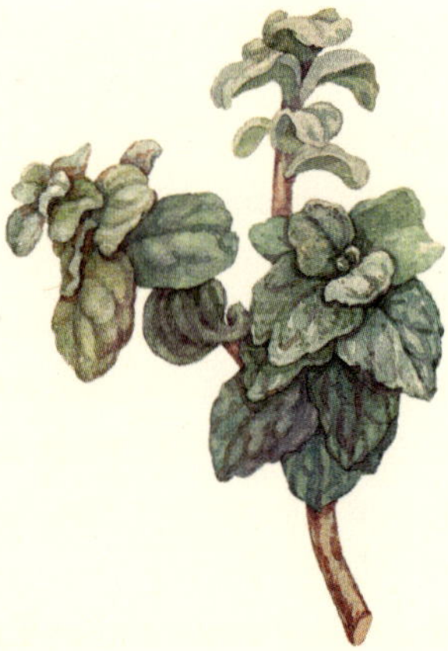

Ses atouts

• C'est un puissant antibactérien, efficace à la fois sur les bactéries, les virus et les champignons. On peut l'utiliser en cas de bronchite, d'angine, de rhume, de grippe, de mycose, d'aphte, de gingivite…

• Elle booste le système immunitaire en renforçant les défenses de l'organisme.

• Elle présente également des bienfaits sur le foie, en cas d'insuffisance hépatique, d'hépatite virale, de cirrhose…

Remarque

Cette huile essentielle est issue d'une marjolaine particulière : elle combine les bienfaits de l'huile essentielle de marjolaine à coquilles et l'huile essentielle de thym vulgaire à thujanol (Thymus vulgaris thujanoliferum). Elle possède d'ailleurs les mêmes propriétés que cette dernière, souvent difficile à trouver.

Huile essentielle de marjolaine

Thymus mastichina

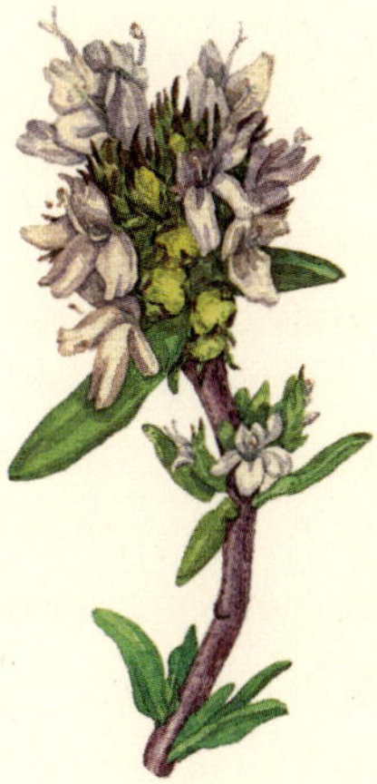

Ses atouts

• Cette huile essentielle est principalement utilisée pour ses vertus décongestionnantes et expectorantes. Elle est efficace en cas d'infection respiratoire : toux, bronchite mais aussi sinusite.

• Elle a aussi des vertus antiseptiques et antibactériennes, utiles par exemple en diffusion pour assainir l'air ambiant (notamment quand il y a une personne malade à la maison).

• On peut aussi l'utiliser en cuisine, pour parfumer des petits plats provençaux.

Remarque

Cette huile essentielle ne demande pas de précautions spécifiques.
Rappelons qu'elle ne doit pas être utilisée pendant la grossesse.
Ne la confondez pas avec l'HE de marjolaine à coquilles.

Huile essentielle de mélèze

Larix decidua

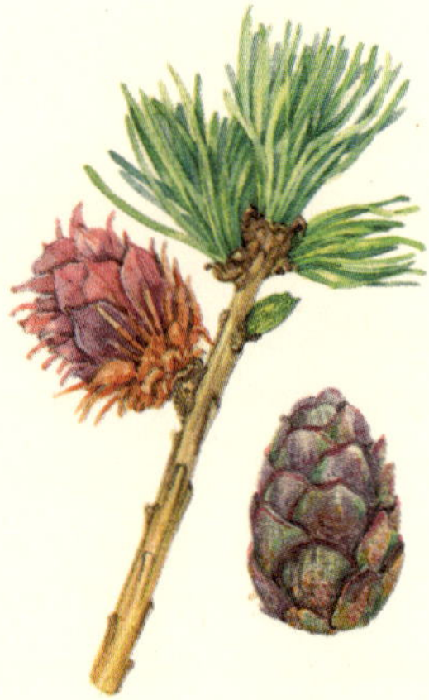

Ses atouts

• Cette huile essentielle est principalement utilisée pour ses vertus anti-rhumatismes.

• C'est un antiseptique et un anti-infectieux.

• En inhalation, en massage ou dans le bain, elle est préconisée en cas de fatigue nerveuse, de sommeil non réparateur, de stress, de manque de confiance en soi…

Remarque

Cette huile essentielle ne présente pas de contre-indications particulières. Attention toutefois si vous présentez une allergie ou une hypersensibilité au mélèze.

Huile essentielle de mélilot

Melilotus officinalis

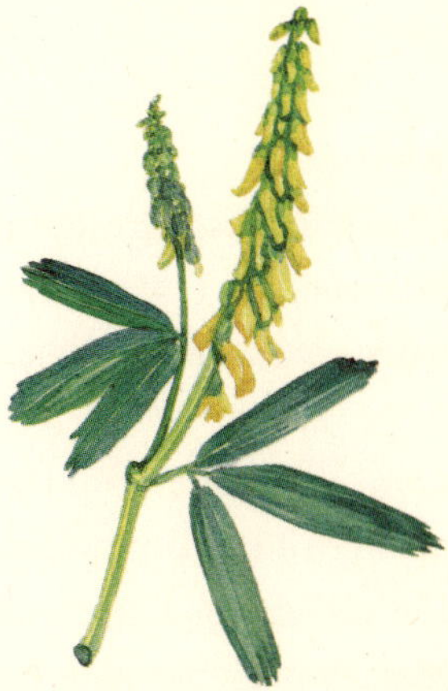

Ses atouts

• Grâce à ses propriétés calmantes et relaxantes, cette huile essentielle est parfaitement indiquée en cas de nervosité, de stress, d'insomnies, de troubles du sommeil…

• Elle est également préconisée en cas de bronchite.

• Anticoagulante, elle peut être utilisée en cas de troubles de la circulation sanguine : jambes lourdes, varices, insuffisance veineuse, phlébite, thrombose…

Remarque

Cette huile essentielle est déconseillée pendant la grossesse et l'allaitement, ainsi que chez les enfants. Attention : elle peut provoquer des allergies chez certaines personnes sensibles. Comme elle a des vertus anticoagulantes, elle est déconseillée chez les personnes hémophiles et chez les personnes qui suivent un traitement anticoagulant.

Huile essentielle de menthe des champs

Mentha arvensis

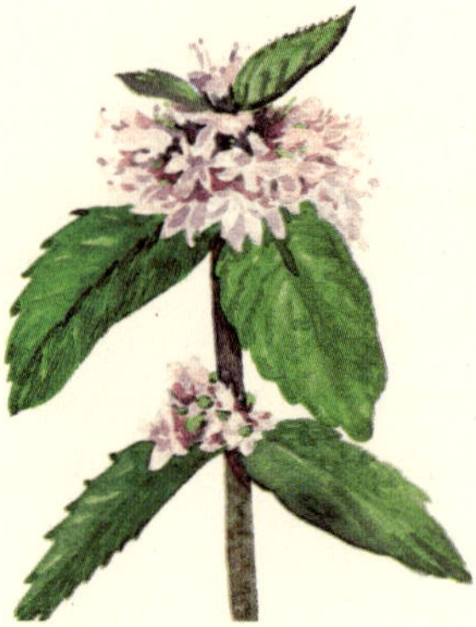

Ses atouts

• Cette huile essentielle est un excellent tonifiant : elle redonne du dynamisme et favorise la concentration.

• C'est l'alliée d'une bonne digestion : elle aide à digérer après un repas un peu lourd, soulage les nausées, agit contre les vomissements et les flatulences.

• Elle est efficace en cas de maux de tête ou de migraines.

Remarque

Attention : cette huile essentielle peut être très irritante. Ne l'utilisez jamais pure mais toujours diluée dans une huile végétale.
Elle est strictement interdite pendant toute la durée de la grossesse et de l'allaitement, ainsi que chez les enfants. Evitez également de l'utiliser chez les personnes épileptiques et les personnes âgées.
Respectez à la lettre les dosages et ne l'utilisez pas sur une période prolongée.

Huile essentielle de millepertuis

Hypericum perforatum

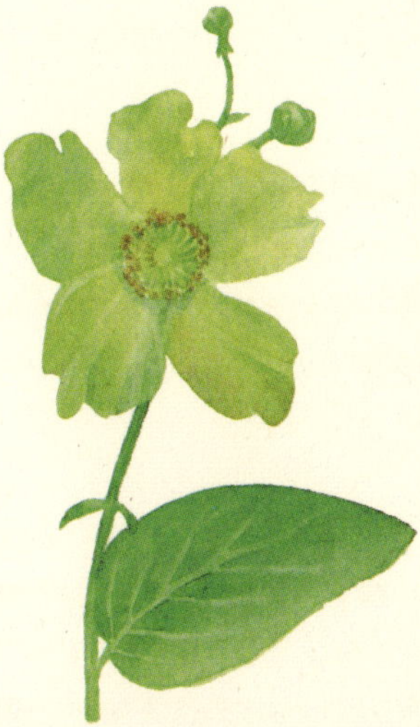

Ses atouts

• Elle a une action anti-inflammatoire, en particulier au niveau des muqueuses. Voilà pourquoi elle est indiquée en cas de vaginite (sous forme d'ovules à commander en pharmacie) ou de stomatite.

Remarque

Attention : ne vous exposez pas au soleil après application sur la peau, car cette huile essentielle est photosensibilisante. Elle peut aussi provoquer des allergies, notamment chez les personnes sensibles.

Elle est également déconseillée pendant la grossesse et l'allaitement.

Ne la confondez avec le macérât huileux de millepertuis, qui est le résultat de la macération de fleurs de millepertuis dans une huile végétale. Il est beaucoup plus connu (et plus facile à trouver !) que l'huile essentielle du même nom.

Auteur : Alix Lefief
Illustratrice : Irina Sarnavska – Lenivitz Production

EDITIONS ESI
60, rue Vitruve, 75020 Paris

Imprimé en République Tchèque par FINIDR à Cesky Tesin

ISBN : 978-2-8226-0208-2
N° Sofedis : S510393